JN040922

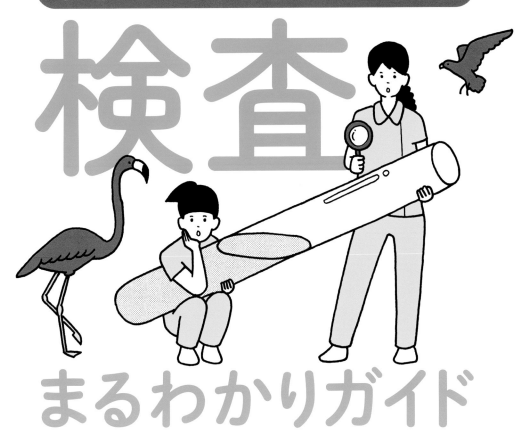

アセスメントができるようになる！

検査
まるわかりガイド

著 浅野嘉延

照林社

西南女学院大学 学長

浅野嘉延

〈著者略歴〉
山口大学医学部を卒業後、九州大学病院および関連病院に内科医として勤務。ドイツ・フライブルク大学に留学。2007年より西南女学院大学で看護学生の教育に従事。著書は『解剖生理と疾病の特性』（南山堂）など多数。

はじめに

　現在の医療現場においては、検査データをもとに診断の確定、重症度の判断、治療効果の判定などを行うことが一般的です。医師とともにチーム医療の両翼を担う看護師は、患者さんの症状や身体所見から必要な検査項目に着目し、検査データを正しくアセスメントして、患者さんの病態を把握することが大切です。

　しかし、看護学生や新人看護師のみなさんは、数多く羅列されている受け持ち患者さんの検査データに圧倒されると思います。「どのようにアセスメントすればよいかわからない」という声もよく聞きます。

　多くの検査学の教科書をみても、「この検査は、どの病気のときに、どのような機序で異常値になるか」といった個々の検査項目の説明が中心となっています。しかし、実際の医療現場では、「どの症状があったので、どの病気を疑って、この検査をしたのか」「どの病気の治療効果をみるために、この検査をしたのか」といった患者さんの病状や臨床経過を意識しないと、検査データを正しくアセスメントすることはできません。また、他の検査データや身体所見などと関連づけて、総合的にアセスメントすることも重要です。

　そこで、この教科書のPart2とPart3では病棟で多く経験する検査項目を中心に、「どのようなときに、何をみるための検査なのか」といった視点をポイントに解説しています。Part4では患者さんの病状別に「どのような流れで検査が進むか」といったことを意識しながら、検査データを総合的にアセスメントできるように工夫しています。

　臨床現場での現状に即した、看護実践力を身につけることのできる、新しい検査学の教科書になったと自負しています。看護学生や新人看護師のみなさんが、この教科書を活用して、カルテに羅列された検査データの中から必要な項目に着目し、正しくアセスメントして患者さんの病態を把握できるようになることを期待します。また、臨床経験のある看護師さんも卒後研修の知識の整理に役立てていただければ幸いです。

　最後に、企画から出版まで御支援して下さいました照林社教育書籍編集部の千葉崇弘氏と森山慶子氏に深く感謝いたします。

2020年4月吉日

浅野嘉延

アセスメントができるようになる
検査まるわかりガイド

プチナース

CONTENTS

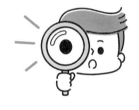
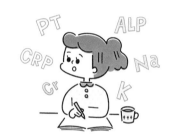

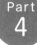
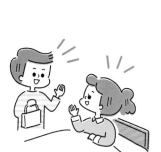

●本書で紹介している手技やアセスメントの方法などは、実践により得られた方法を普遍化すべく努力していますが、万一本書の記載内容によって不測の事故が起こった場合、著者、出版社はその責を負いかねますことをご了承ください。

●基準値等は測定法によって異なり、各施設でそれぞれ設定されているものも多くあります。本書を活用する際には、あくまでも参考となる値としてご利用ください。

本書の特徴と使い方

この本の特徴

本書では、病棟でよく出合う検査に絞り、基準値とそこから外れた値を示したときに疑われることを項目ごとに一覧表で解説しています。アセスメントや看護のポイントも示しているので、検査データを切り口に、総合的に患者さんに合った看護を考えることができる1冊です！

検査・検査データについて、そのとき知りたいことに合わせて各項目を参照してみてください。看護計画や実習記録にもきっと役立つはずです。

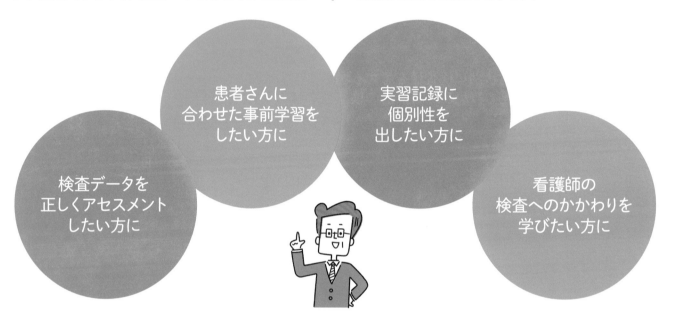

検査データを
正しくアセスメント
したい方に

患者さんに
合わせた事前学習を
したい方に

実習記録に
個別性を
出したい方に

看護師の
検査へのかかわりを
学びたい方に

この本の使い方

通読して検査を"まるわかり"するのもよいですが、本書はそのとき知りたいことに合わせて読めるようにPartを分けています。

Part1は看護師がおさえておきたい検査の基本です。Part2、3は検査ごとに分かれており、ピンポイントにほしい解説を読めます。Part4は患者さんの病状からの検査のアセスメントを解説しています。Part5は成人とは検査の見方を変えるべき患者さんについての解説です。

活用例

 ①「看護師がかかわる　検査の基本は？」　➡ Part1 へ

 ②「この検査データ、どうみればいいんだっけ？」　➡ Part2 または Part3 の該当検査のページへ

 ③「この検査の注意点が知りたい！」　➡ Part2 または Part3 の該当検査のページへ

 ④「この疾患で注意してみる検査は？」　➡ Part4 の該当病状のページへ

 ⑤「妊婦、小児、高齢者で注意すべき検査は？」　➡ Part5 の該当ページへ

まずは
ここから

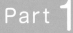

Part 1

看護に必要な
検査の基本
P.1 〜

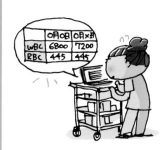
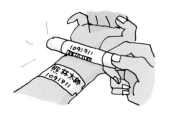

検査から
チェック！

Part 2

病棟で出合う
一般検査、
血液検査
P.7 〜

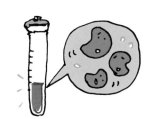
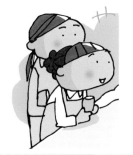

Part 3

病棟で出合う
画像検査、
生理検査
P.77 〜

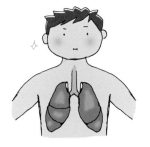
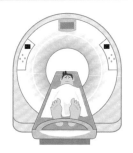

患者さんから
チェック！

Part 4

病状別
検査データの
読みかた
P.99 〜

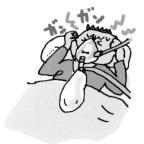
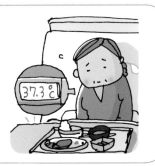

Part 5

対象別
検査データの
読みかた
P.127 〜

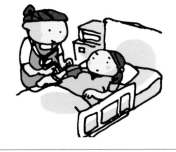
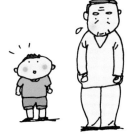

〈参考文献〉
1. 浅野嘉延, 吉山直樹 編：看護のための臨床病態学（改訂4版）. 南山堂, 東京, 2020.
2. 浅野嘉延：看護のための臨床検査. 南山堂, 東京, 2015.
3. 西﨑祐史, 渡邊千登世：よくわかる検査値の読み方BOOK. プチナース 2016；25（6）別冊付録.
4. 西崎統 監修：検査値・数式ハンドブック（第2版）. ナツメ社, 東京, 2012.
5. 武谷雄二 監訳, 上妻志郎, 花田信継 訳：妊娠時における母体評価と胎児評価. エルゼビア・ジャパン, 東京, 2004.
6. 北川眞理子, 内山和美 編：今日の助産〜マタニティサイクルの助産診断・実践課程〜（改訂3版）. 南江堂, 東京, 2013.
7. 金子一成, 吉村健康 編：こどもの身体の基準−検査値と身体所見−. 中外医学社, 東京, 2014.
8. 奥山虎之：小児臨床検査基準値. 小児科学レクチャー 2013；3（2）付録.
9. 下方浩史 編：高齢者検査基準値ガイド. 中央法規出版, 東京, 2011.

［表紙イラスト］
加納徳博
［装丁］
ピーワークス
［本文デザイン］
林 慎悟（D.tribe）
［本文イラスト］
大橋明子、まつむらあきひろ、
日の友太、中村知史、
ユカワアキコ、今﨑和広、
村上寛人

Part 1

看護に必要な検査の基本

検査データのアセスメントのしかたや
検査前後の観察・対応など、
看護師がまずおさえておきたい
基本について解説します。

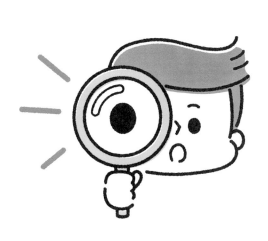

検査データのアセスメントの基本

▌看護師にとって検査に関する知識が必要な理由

① 「正確な病態把握」「適切な看護の提供」に欠かせないため

ひと昔前の医師や看護師は、患者さんの訴えを詳細に聞き、身体を丁寧に診察することで病態を把握し、治療や看護を行ってきました。現在でも**医療面接と身体診察が患者診療の基本**であることは変わっていません。しかし医学の進歩により、**さまざまな検査を用いることで、患者さんの病態をより正確に捉える**ことが可能となってきました。

現在の医療現場において、**診断の確定、重症度の判断、治療効果の判定**など、臨床経過のさまざまな段階で、検査は重要な役割を果たしています。検査データのアセスメントにより患者さんの病態を正確に把握することは、**適切な看護を行うための必要条件**と言えます。また、多くの症例を集計して解析し、**科学的な根拠に基づいた医療**（EBM：evidence-based-medicine）を行うためにも、検査データという客観的なものさしが絶対に必要です。

例えば、息切れや動悸を訴える患者さんの眼瞼結膜が蒼白であれば、貧血があることは誰にでもわかります。これに加えて、血液検査のデータを読み解くことで、貧血の程度や原因疾患が明らかになり、それに対応した適切な治療や看護を展開することができます。検査データの推移で治療効果を判定したり、複数の治療法による有効性の違いを客観的に判断したりすることも可能となります。

② 検査の意味や目的を知って、自覚・他覚症状を含めて総合的に考察するため

さて、患者さんのカルテをみると、数多くの種類の検査データが載っているのが普通です。入院時ルーチン検査の血液生化学だけでも10項目以上のデータがあります。検査データをアセスメントして迅速に病態を把握するためには、まずは複数あるデータから（その患者さんにとって）**重要な検査項目に注目する**ことが大切です。そのためには、それぞれの**検査項目の意味や目的を知っ**ていないといけません。さらに、注目した検査項目のデータをアセスメントするためには、**異常値の程度から考えられる疾患や病態に関する正しい知識**が必要です。そのうえで、自覚・他覚症状や他の検査項目のデータも含めて総合的に考察する幅広い臨床力が求められます。

つまり、医師とともにチーム医療の一翼を担う看護師には、個々の検査の意味や目的を知るだけでなく、複数の検査データから有意なものを選択し、患者さんの訴えや身体所見と関連づけて正確に病態を把握し、適切な看護に結びつけていくために、検査に関する十分な知識が必要なのです（**図1**）。

図1 看護師に検査の知識が必要な理由

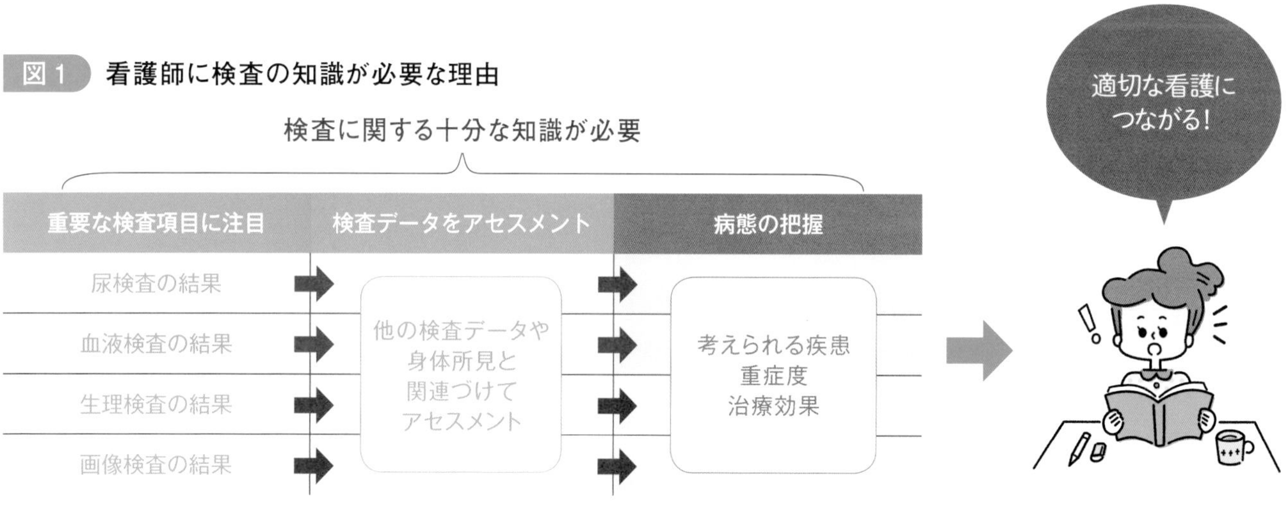

検査に関する十分な知識が必要

重要な検査項目に注目	検査データをアセスメント	病態の把握
尿検査の結果 →		→
血液検査の結果 →	他の検査データや身体所見と関連づけてアセスメント	→ 考えられる疾患 重症度 治療効果
生理検査の結果 →		→
画像検査の結果 →		→

適切な看護につながる！

検査データをアセスメントするときの注意点

1 最初から疾患や病態を決めつけないこと

忙しい臨床現場において、患者さんの数多い検査データを、すべて細かくチェックしていくのはなかなか困難です。まずは症状などから想定される疾患や病態の把握に重要な検査項目に注目して、検査データをアセスメントしていくことが現実的です。しかし、このときに最初から疾患や病態を決めつけないことも大切です。

筆者は、上腹部痛があり「胃カメラ希望」で受診した患者さんの心電図を胃カメラ室でみて、心筋梗塞に気づいて大慌てで胃カメラを中止した経験があります。検査データをみるときも、「たぶんこの病気だから」と思い込まないことです。想定される疾患や病態に関連する検査項目のデータに注目しながらも、幅広く可能性を考えて、「他の項目のデータにも有意な異常はないか」と目を配る必要があります。

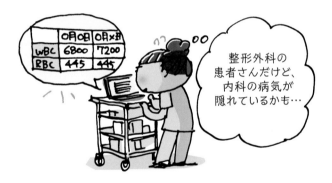

整形外科の患者さんだけど、内科の病気が隠れているかも…

2 異常値の検査項目にだけ注目しないこと

受け持ち患者さんのカルテにある血液検査の結果報告書をみると、基準値より高値のものはデータの横に「H」、低値のものは「L」のマークがついていると思います。どうしても、このマークがついている項目に目が行きがちですが、異常値のデータのみに注目すればよいわけではありません。基準値内であることに意味のある検査項目もあることを忘れないでください。

例えば小球性貧血があった場合に、フェリチンに「H」や「L」がついていなくても、大きな意味をもちます。フェリチンが基準値内であることにより、最も頻度の高い鉄欠乏

性貧血を否定することができ、二次性貧血やサラセミアなどの可能性を考える必要性が出てくるからです。「H」や「L」がついている検査項目のデータのみを取り出してアセスメントしていると、大切なことを見落とすかもしれませんよ。

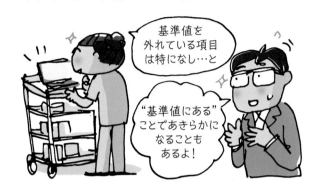

基準値を外れている項目は特になし…と

"基準値にある"ことであきらかになることもあるよ!

3 異常値は病気を意味すると即断しないこと

検査のテキストには、各検査項目の基準値が必ず記載されています。カルテの血液検査の結果報告書にも、各項目の横に「基準値：○～○」と記載されていることがあります。検査項目の基準値とは何でしょうか。

健常者であっても各人の体質や体型などにより検査結果には差が生じるはずです。大集団の健常者で検査を行った場合に、検査結果は無作為にばらつくので正規分布に従います。正規分布では平均値±2×標準偏差の範囲に約95%の人が入るので、この範囲を基準値として設定します（P.4 図2）。

例えば、1,000人の健常者で尿素窒素（BUN）を測定し、結果の平均値が14 mg/dLで、標準偏差が3 mg/dLであれば、14±2×3の計算により8～20 mg/dLをBUNの基準値とします。理論的には、健常者のうち95%の人（1,000人であれば950人）が、BUNの値は8～20 mg/dLの範囲に入るということになります。

逆にいえば、健常者であっても5%の人は基準値から外れることになります。また、基準値の範囲内であっても、その人にとっては病的な状態であることもあり得ます。あくまでも集団におけるめやすであることを忘れないでください。したがって検査データを解析するときには、結果が基準値の範囲内であるか否かだけでなく、その人の健康時のデータとの比較も大切です（P.4 図3）。

図2 正規分布と基準値の考えかた

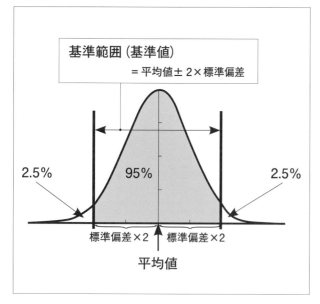

基準範囲 (基準値)
= 平均値 ± 2 × 標準偏差

2.5%　　　95%　　　2.5%

標準偏差×2　標準偏差×2

平均値

 健常者であっても、正規分布の"裾野"となる5%（2.5%×2）の人は、基準値から外れることになる

基準値の範囲外でも異常とは限らない

図3 基準値の解釈

白血球数　基準値：3,500 〜 9,000/μL

● 健常者のうち、95%の人の白血球数はこの範囲に入る
● この範囲外でも、必ずしも病気ではない
● この範囲内でも、必ずしも健康ではない

日ごろのデータとの比較が大切！

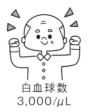

白血球数
3,000/μL

白血球数
8,000/μL

この患者さんは、日ごろから白血球数3,000〜3,500/μLだから問題ないかも…

この患者さんは、日ごろ白血球数4,000/μL前後だから病的に増えているのかも…

④ 検査データの断片的な数値だけで判断しないこと

　ある1日の検査データの数値のみで病態を判断することは危険です。入院後の経過を追って、**データの推移**をみてください。前回の入院時や外来でのデータが有用なこともあります。データの動きを知ることで、得られる情報量は増大します。

　例えば、抗がん剤治療後で好中球数が1,000/μLだったとします。昨日の値より低値であれば、これからさらに減少する可能性があり、無菌室管理などの処置が必要です。昨日の値より高値であれば、骨髄抑制から回復傾向と思われるので無菌室からの退室も考慮できます。また、前回の入院時に同様の抗がん剤治療を受けているのであれば、そのときのデータをみることで今後の好中球の動きを予測することもできます。

　また、通常は患者さんに何らかの症状があって、主治医が何らかの病態を想定して検査を行います。その**背景を意識して検査データを読む**ことも非常に大切です。や

みくもに検査データの数値のみに注目しても、データから患者さんの病態を読み解くことはなかなか困難です。

　そこで、本書の「Part2とPart3」の項目では、「どのような状態で行った検査データであるか」、状況別にアセスメントのしかたを紹介しました。また、「Part4とPart5」の項目では、病状や年齢などに即した検査の意味や検査の進めかたがわかるように工夫しています。

データの推移に注目！

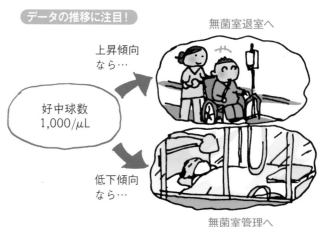

無菌室退室へ

上昇傾向
なら…

好中球数
1,000/μL

低下傾向
なら…

無菌室管理へ

検査前後の看護の基本

インフォームド・コンセント

検査前後や検査中に看護師はさまざまな役割を果たします（**表1**）。皆さんが病院に入院したとして、何の説明もなく突然に痛い検査をされたら嫌ですよね。現在、すべての医療行為について事前に十分な説明を行い、納得のうえで患者さんから同意を得ることが求められています。これを**インフォームド・コンセント**とよびます。

検査でも、特に内視鏡検査や血管造影検査などの**侵襲的な検査**（患者さんが苦痛を伴ったり、重篤な合併症の危険性がある検査）では、主治医が文書にて**検査の必要性や危険性**を説明し、患者さんから**署名した同意書**を取得します。このときに**看護師は必ず同席**して、**患者さんの不安を取り除く**ために、質問を聞き出したり、助言を行うなど適切な支援を行う必要があります。

また、本書で取り上げる一般的な検査（採血、心電図、単純X線など）では主治医からの説明が簡単に終わることもあります。このような場合、患者さんが検査室に行く途中で、**看護師に検査の目的などを質問することもし**ばしばあります。その意味でも、看護師が各々の検査の目的や内容について理解しておくことは、臨床現場で大切なことと言えます。**医療従事者にとって毎日行う簡単な検査であっても、患者さんにとっては初めての検査か**もしれないことを忘れないでください。

表1 検査前後の看護師の役割

インフォームド・コンセント
- 検査の必要性や危険性などを十分に説明し、患者さんの納得のうえで同意を得る

本人確認
- 慎重に患者さんの本人確認を行い、採血や検査室への誘導を行う

情報聴取
- 妊娠、疾患、服薬などの情報を聴取する
- 検査時の状態（食事、運動など）を確認する

検査中
- 検体採取する
- 検査中の患者さんを看護する

検査後
- 合併症の有無を確認する
- 患者さんに検査結果を丁寧に説明する
- 検体の保存・提出を行う

本人確認

検査データから患者さんの病態を把握するためには、その検体が間違いなく対象としている患者さんから採取されたものであることが大前提です。患者さんの採血や検査室への誘導は多くの場合、看護師が行います。**患者さんの取り違いが絶対にないように**注意する必要があります。

外来で採血をする場合には、患者さんをひとりずつ採血ブースに呼び入れ、患者さん自身に**フルネームを言っ**てもらうことで本人確認をします。**採血指示と採血管に貼られたシールの患者名**を再度確認したうえで採血を行います。病棟で採血をする場合、どんなに顔をよく知っている入院患者さんであっても、慎重に患者確認を行います。早朝で睡眠中であっても、**患者さんを起こして確認することを躊躇してはいけません**。最近ではほとんどの病院で**リストバンドによる患者確認**を行っています（**図4**）。

また、個人情報保護のために、外来では患者さんを番号で呼ぶ、病棟では患者さんのネームプレートを掲示しないといった病院もあります。採血に限らずすべての診療行為で、患者さんの取り違いが絶対にないように細心の注意が必要です。「患者さんの取り違いを防止するために、病院ではどのような対策がとられているか」をしっかりと確認しましょう。

図4 患者確認のためのリストバンド

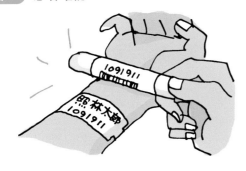

検査前後の観察・看護の流れ

●検査前

患者さんが安全に検査を受けるためには、**検査前の情報をしっかり聴取する**必要があります（**表2**）。例えば、抗凝固薬を服用中の患者さんに内視鏡でポリープ切除を行うと、出血が止まらなくなる可能性があります。患者情報の聴取は主治医や検査担当者（検査医、検査技師、放射線技師）も行いますが、看護師も確認することがダブルチェックの意味で重要です。未婚の女性が妊娠の可能性がある場合に、男性の主治医や検査技師に言い出せず、女性の看護師に初めて申告することもあります。また、腰痛や閉所恐怖症のために体位保持ができないこともありますので、予定している検査を念頭に情報収集を行うことが大切です。

検査の前日には、検査の前後に「食事をしてよいのか」「飲水をしてよいのか」「内服薬を服用してよいのか」などを患者さんに説明します。特に小児や高齢者には十分に理解してもらうように注意が必要です。検査までのタイムスケジュールを図表にして渡すのもよい方法です。

検査によっては**検査時の患者さんの状態（食事、運動、体位、時刻など）**が結果に影響を及ぼす項目もあります。「食後2時間後に採血した」「リハビリのあとに採血した」などの情報は看護師が一番把握していますので、検査室や主治医に必ず報告します。

●検査中

検査中は医師や検査技師の補助をするとともに、特に侵襲的な検査では患者さんの苦痛や不安を和らげる看護が必要です。検査中の患者さんは医療従事者の話し声に敏感になっています。**患者さんに不安を与えるような会話は慎む**べきです。

●検査後

検査の終了後は、**合併症の有無**などを観察することが重要です（**表3**）。看護師が確認すべきことはたくさんあります。例えば、大腸内視鏡検査のあとに強い腹痛を訴える場合は腸管穿孔の可能性があります。検査後の患者さんの観察は最も大切な看護業務のひとつと言えます。

また、**検査結果をきちんと患者さんに報告する**ことも大切です。検査に異常がなかった場合、主治医にとっては（診断の役に立たずに）意味が少ないかもしれませんが、患者さんにとっては「異常なし」という嬉しいニュースです。正常であった項目も含めて丁寧に説明をすれば喜ばれると思います。

表2 検査前に得ておくべき情報の例

検査	得ておくべき情報
X線検査	●妊娠の有無
造影剤を使用する検査	●アレルギーの既往
消化管内視鏡検査	●心疾患、緑内障、前立腺肥大の有無（抗コリン薬を使用するため） ●抗血小板薬、抗凝固薬服用の有無（生検を行うことがあるため）
MRI検査	●心臓ペースメーカーや体内金属の有無

表3 検査後に得ておくべき情報の例

検査	得ておくべき情報
大腸内視鏡検査	●腹痛の訴え
カテーテル検査	●穿刺部の止血はできているか
造影剤を使用した検査	●尿量は保たれているか

Part

2

病棟で出合う
一般検査
血液検査

尿検査や便検査、血液を用いる検査について、
病棟でよく出合う項目に絞って
その読みかたと看護のポイントを解説します。

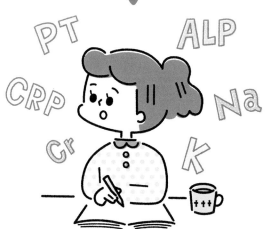

検体の取り扱いのポイント

尿の採取と保存

病院内の検査は、検査技師や放射線技師が行うことがほとんどです。侵襲的な検査は医師が担当します。ただし、**尿、血液などの検体採取は看護師が行うことが一般的**です。

尿の定性検査の場合、油性マジックで名前を記入した

採尿コップ（**図1**）を患者さんに渡し、できるだけ**排尿の最初の50mL程度は捨てて**、その後の尿（**中間尿**）を採尿コップに採るように説明します。50～100mLの尿で検査できます。細菌培養を目的とする場合は、**尿道口を消毒後**に中間尿を採取し、**滅菌した採尿コップ**を使用します。

尿検査は原則的に新鮮尿を用いますが、採尿後2～3時間以内であれば**冷暗所**に保存することで検査が可能です。やむを得ず半日以上保存する場合は**冷蔵保存**とします。採取した尿を室温に長時間放置すると、細菌の増殖や物質の揮発などにより、**糖やケトン体の陰性化**や沈渣で**円柱の消失**などの変化が生じます。

尿定量検査では**24時間蓄尿**が必要です。検査項目に応じて適切な保存剤を入れた蓄尿瓶を用意し、溜まった尿を撹拌したあとに一部を採取して検査室に提出します。検査までに日数を要するときは冷凍保存を行う場合もあります。蓄尿は**病棟内の感染源となることもある**ため、不必要に続けるべきではありません。

図1 採尿コップの例

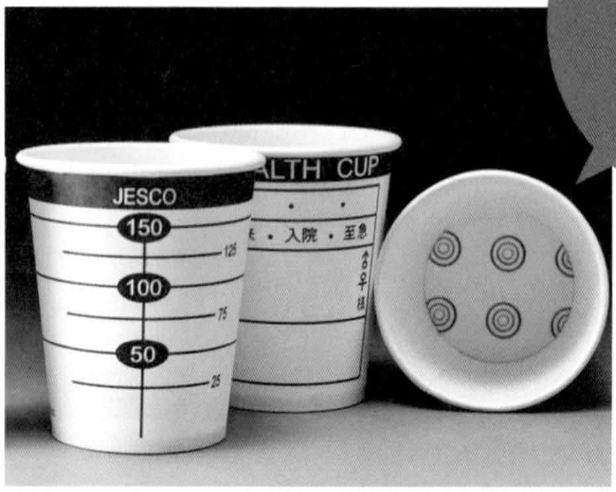

> 50mL程度排尿したあとの尿（中間尿）を50～100mL採尿する

JESCO
150
100
50

HEALTH CUP

写真提供：株式会社ジェスコ

便の採取と保存

便潜血反応を調べるためには、患者さん自身が自宅で便を採取することが一般的です。検査結果の正確さは採便方法に左右されますので、看護師は**採取のやり方を患者さんにしっかり説明する**必要があります。

患者さんは便器の中にトイレットペーパーあるいは専用シートを敷き、その上に排便をします。トイレの洗浄水に消臭剤を添加しているときは、洗浄水が便に付着しないように注意します。その後、採便棒の先端の溝が埋まるくらいの量を採取します。便の表面の一部にのみ血液が付着していることも多いので、**採便棒で便の表面をまんべんなくこする**ことが大切です（**図2**）。

採取が終わったら、採便棒を専用容器に入れて密封します。冷暗所に保存して、**2日連続の採取が終わったら速やかに提出**します。なお、女性の場合、月経中は採便をしないように指導します。

図2 採便棒と容器の例

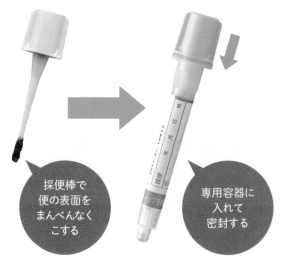

> 採便棒で便の表面をまんべんなくこする

> 専用容器に入れて密封する

写真提供：栄研化学株式会社

血液の採取と保存

静脈血の採取は看護師の日常業務であり、その手技については看護技術のテキストなどにくわしく解説されています。ここでは、検査結果に及ぼす影響といった観点から採血時の注意点と保存法について説明します。

輸液中の患者さんから採血するときは、**点滴と反対側の腕**から採血します。同側から採血すると輸液が混入して検査結果に大幅な狂いを生じる可能性があります。血液培養用の採血では、**穿刺部の消毒**を十分に行います。皮膚の常在菌の混入を防ぐためです。

食後に採血すると血糖やトリグリセリドの値が、運動や筋肉注射後の採血ではCK（クレアチンキナーゼ）の値など

が上昇します。ホルモン検査は採血時刻や体位が結果に影響を及ぼします。

採血は使い捨ての採血針とホルダーを使用し、通常は複数種類の真空採血管に血液を採取します。採血管は検査項目に応じた抗凝固薬が添加されているので、使い分ける必要があります。採血管の種類は**キャップの色で区別**できるようになっています（**図3**）。

抗凝固薬の入った採血管は、採血直後に静かに転倒混和します。いずれも採血後に早急に検査室へ提出しますが、やむを得ない場合はできるだけ適切な方法で保存します（**図4**）。EDTA入りの血液は**室温保存**で数時間以内であれば血球検査は可能です。しかし、**血球の形態は変化**（正常リンパ球が異型リンパ球に類似するなど）しますので、長時間保存した血液で塗抹標本を作成するのはよくありません。

抗凝固薬なしの血液は、遠心分離した血清を**冷蔵あるいは冷凍保存**すれば、血液生化学検査の多くの項目を安定して測定することができます。全血のまま保存すると、**血糖値の低下や溶血による変化（LDの上昇など）**をきたします。冷蔵保存は溶血を促進するので、やむを得ず全血で保存する場合は室温とします。

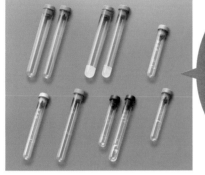

図3　真空採血管の種類

メーカーによって差異はあるが、キャップの色は
「抗凝固薬なしは茶色」
「EDTA-2K入りは紫色」
「クエン酸Na入りは黒色」
「ヘパリンNa入りは緑色」
「EDTA-2K・フッ化Na入りは灰色」
であることが多い

写真提供：栄研化学株式会社

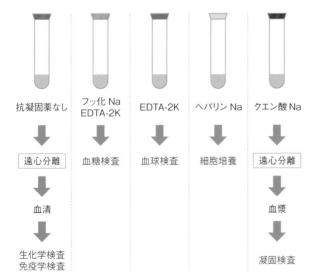

抗凝固薬なし	フッ化Na EDTA-2K	EDTA-2K	ヘパリンNa	クエン酸Na
↓	↓	↓	↓	↓
遠心分離	血糖検査	血球検査	細胞培養	遠心分離
↓				↓
血清				血漿
↓				↓
生化学検査 免疫学検査				凝固検査

●採血後はすみやかに検査室に提出する
（やむを得ない場合、適切な方法で保存を行う）

図4　検体の保存

やむを得ず検体を保存する場合

①尿検査
- 定性検査：冷暗所の室温保存（半日以上の場合は冷蔵保存）
- 定量検査：一部を冷凍保存

そうしないと…

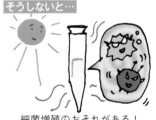

細菌増殖のおそれがある！

②血液検査
- 血球検査（EDTA入り）：室温保存
- 生化学検査：遠心分離した血清を冷蔵あるいは冷凍保存

※遠心分離できないときは室温保存

そうしないと…

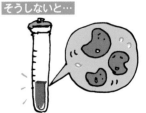

検体が変質するおそれがある！

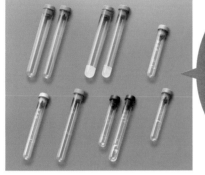

尿検査

❶尿定性検査

基準値と高値・低値で考えられる疾患や病態

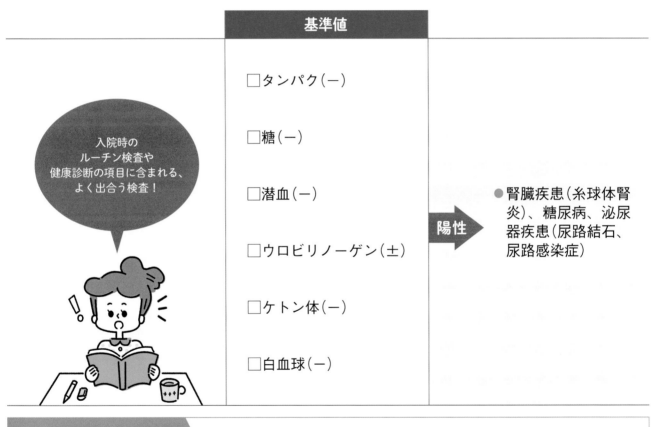

基準値
□タンパク（−）
□糖（−）
□潜血（−）
□ウロビリノーゲン（±）
□ケトン体（−）
□白血球（−）

入院時の
ルーチン検査や
健康診断の項目に含まれる、
よく出合う検査！

陽性 ➡ ●腎臓疾患（糸球体腎炎）、糖尿病、泌尿器疾患（尿路結石、尿路感染症）

ひとことで言うと、どんな検査？

腎臓泌尿器疾患や糖尿病をみるための検査です。入院時のルーチン検査や健康診断の項目にも必ず含まれています。

どんなときに、何をみるために行う検査？

- ●尿量減少や浮腫などがあるとき（腎臓疾患を診断するため）
- ●残尿感や下腹部痛などがあるとき（泌尿器疾患を診断するため）
- ●口渇感などがあるとき（糖尿病の可能性を判定するため）
- ●ルーチン検査（無症状の腎臓泌尿器疾患や糖尿病を発見するため）

ちょっとくわしい説明

尿定性検査の試験紙は複数の項目を同時に調べることができますが、日常診療で問題になるのはおもに**タンパク、糖、潜血**です。健常者では、血液中のタンパクや血球は腎臓の**糸球体のフィルターをほとんど通過しないため**、尿定性検査でタンパクや潜血が陽性になることはありません。また血液中の糖は糸球体を通過しますが、**近位尿細管でほとんどが再吸収される**ため、空腹時に尿糖が陽性になることはありません。

糸球体腎炎でフィルターが壊れたとき、再吸収できる範囲を超えて血糖が上昇したとき、尿路に出血があったときなどに、尿定性検査でタンパク、糖、潜血が陽性となります。尿潜血は(赤血球自体ではなく)ヘムタンパクを検出しているため、**ヘモグロビンやミオグロビンでも陽性**となります(**図5**)。

図5 尿定性検査が異常となるしくみ

健常者

タンパク、血球はフィルターを通過せず、糖は再吸収される

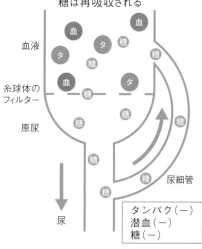

タンパク(−)
潜血(−)
糖(−)

糸球体腎炎

糸球体のフィルターが壊れる

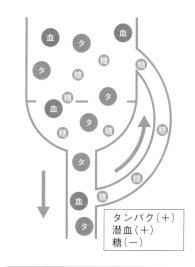

タンパク(＋)
潜血(＋)
糖(−)

糖尿病

糖が高濃度で再吸収しきれない

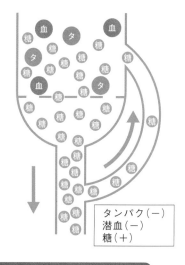

タンパク(−)
潜血(−)
糖(＋)

尿路結石、腫瘍

尿路から出血する

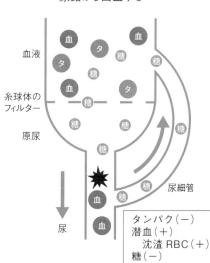

タンパク(−)
潜血(＋)
　沈渣RBC(＋)
糖(−)

多発性骨髄腫

低分子のタンパクがフィルターを通過

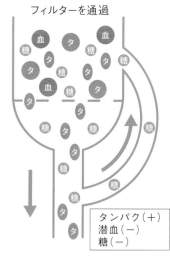

タンパク(＋)
潜血(−)
糖(−)

溶血、横紋筋融解症

ヘモグロビンやミオグロビンがフィルターを通過

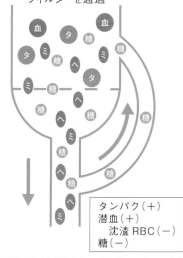

タンパク(＋)
潜血(＋)
　沈渣RBC(−)
糖(−)

タ：タンパク　血：血球　ヘ：ヘモグロビン　ミ：ミオグロビン　糖：糖

※尿潜血は(赤血球自体ではなく)ヘムタンパクを検出しているため、ヘモグロビンやミオグロビンも陽性となる

患者さんのデータが基準値を外れているときのアセスメント

●診断の目的で検査をしているとき

タンパクが陽性のときは、**腎臓疾患（糸球体腎炎）**を疑います（❶）。腎機能検査や画像検査を行い、腎生検で確定診断をします。腎炎症状が1年以上持続していれば、**慢性糸球体腎炎**と診断します。日本ではIgA腎症が最も多いため、血液検査でIgA（免疫グロブリンA）の測定も必要です。

高齢者で貧血や骨病変があり、尿検査で煮沸法により熱凝固を示す特異なタンパク（BJタンパク）が検出されるときは、**多発性骨髄腫**の可能性を疑います。免疫グロブリンや骨髄検査で確定診断を行います（❷）。

尿糖が陽性であれば、**糖尿病**を疑って、血糖やHbA1cをチェックします（❸）。血糖が160〜180mg/dL以上で尿糖が陽性となることが多いとされていますが、患者さんによって差があります。

側腹部〜下腹部痛があって、尿潜血が陽性であれば**尿路結石**の可能性が高いです。超音波検査で水腎症を証明します（❹）。痛みのないときは**尿路腫瘍**の可能性もあります。尿の細胞診や画像検査を行います（❺）。

尿潜血と白血球反応が陽性のときは**尿路感染症**を考えて、尿沈渣や尿培養を行います（❻）。尿潜血が陽性であるのに沈渣で赤血球が検出できないときは、**溶血性貧血**（ヘモグロビンが尿中に存在）や**横紋筋融解症**（ミオグロビンが尿中に存在）を疑います（❼）。

●経過観察の目的で検査をしているとき

糸球体腎炎などの腎臓疾患で、尿タンパクが3か月以上持続すれば、**慢性腎臓病（CKD）**と診断できます（P.117 表7）。タンパクの陽性度が強まってきたときは、1日タンパク量を測定し、**ネフローゼ症候群**の診断基準と照らし合わせて診断します（P.118 表9）（❽）。

糖尿病の治療中で尿糖が陽性の場合は**コントロール不良のサイン**です。タンパクが陽性となれば、**糖尿病腎症の合併**を疑います。尿中微量アルブミンは腎症の初期から検出されます。意識障害があり、ケトン体が陽性のときは**糖尿病ケトアシドーシス**です（❾）。

注意点　健常者でも起立時（起立性タンパク尿）、運動後、発熱時などに生理的タンパク尿を認めることがあります。病的な意味のない微量な血尿（無症候性血尿）が持続する人もいます。

月経中や子宮がん検診後の女性は尿に血液の混入があって潜血が陽性となります。タンパクや潜血が弱陽性のときは、**過去のデータとの比較や後日の再検査**が大切です。

■尿定性検査のアセスメント

❶浮腫などで腎臓疾患を疑うとき、ルーチン検査の結果

尿定性試験の結果	あわせてみる所見・検査	考えられる疾患・病態
タンパク（＋）	腎機能検査、腎生検	糸球体腎炎

❷高齢者で貧血と骨病変があるとき

尿定性試験の結果	あわせてみる所見・検査	考えられる疾患・病態
タンパク（＋）	免疫グロブリン、骨髄検査	多発性骨髄腫

❸口渇感などがあるとき、ルーチン検査の結果

尿定性試験の結果	あわせてみる所見・検査	考えられる疾患・病態
糖（＋）	血糖、HbA1c	糖尿病

❹側腹部〜下腹部痛があるとき

尿定性試験の結果	あわせてみる所見・検査	考えられる疾患・病態
潜血（＋＋）	腹部超音波検査	尿路結石

❺肉眼的血尿があって側腹部痛がないとき

尿定性試験の結果	あわせてみる所見・検査	考えられる疾患・病態
潜血（＋＋）	➡ 尿細胞診、画像検査	➡ 尿路腫瘍

❻残尿感や排尿時痛などがあるとき

尿定性試験の結果	あわせてみる所見・検査	考えられる疾患・病態
潜血（＋） 白血球反応（＋）	➡ 尿沈渣、尿培養	➡ 尿路感染症

❼貧血や筋肉症状があるとき

尿定性試験の結果	あわせてみる所見・検査	考えられる疾患・病態
潜血（＋）	➡ 尿沈渣、血液検査	➡ 溶血性貧血、横紋筋融解症

❽腎臓疾患（糸球体腎炎）の治療中のとき

尿定性試験の結果	あわせてみる所見・検査	考えられる疾患・病態
タンパク（＋）	➡ 3か月以上持続	➡ 慢性腎臓病（CKD）
タンパク（＋＋）	➡ 尿タンパク定量、血清アルブミン	➡ ネフローゼ症候群

❾糖尿病の治療中のとき

尿定性試験の結果	あわせてみる所見・検査	考えられる疾患・病態
糖（＋）	➡ HbA1c高値	➡ コントロール不良
タンパク（＋）	➡ 腎機能検査	➡ 糖尿病腎症 ＊早期より尿中微量アルブミンを検出
ケトン体（＋）	➡ 昏睡	➡ 糖尿病ケトアシドーシス

病的意味のないタンパク尿や血尿もあるので、過去のデータとの比較や後日の再検査も大切です！

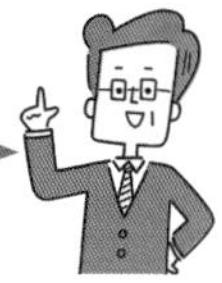

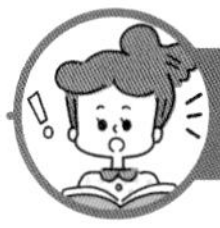

観察・看護のポイント

　尿定性検査は（検査技師だけでなく）**看護師も結果を判定する**ことがあります。判定時の注意点は理解しておいてください。

　まず、判定用の試験紙は容器に密封して、**湿気を避けて室温で暗所に保管**しておきます。検査はできるだけ**採尿直後**に行います。試験紙の先端の判定部分を採尿コップに入った尿に**完全に浸して、1秒程度**で引き上げます。

　試験紙の端を採尿コップの内側に軽くあてて、余分な尿を切り捨てます。試験紙を水平にして、容器に表示されている判定表（**図6**）に照らし合わせて検査結果を判定します。検査項目によって尿から引き

上げてから**判定までの時間が異なる**ので注意が必要です。

図6　尿定性検査の判定表

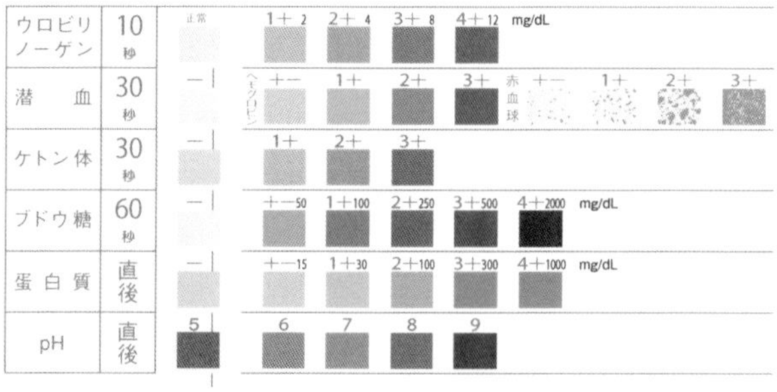

		正常						
ウロビリノーゲン	10秒		1+ 2	2+ 4	3+ 8	4+ 12 mg/dL		
潜血	30秒	－	+-	1+	2+	3+	1+	2+ 3+
ケトン体	30秒		1+	2+	3+			
ブドウ糖	60秒	－	+-50	1+100	2+250	3+500	4+2000 mg/dL	
蛋白質	直後	－	+-15	1+30	2+100	3+300	4+1000 mg/dL	
pH	直後	5	6	7	8	9		

❷ 尿沈渣

基準値と高値・低値で考えられる疾患や病態

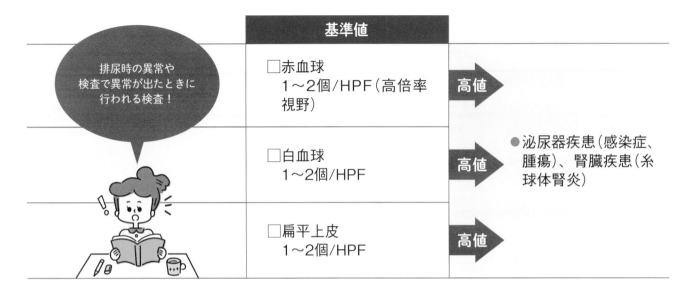

排尿時の異常や検査で異常が出たときに行われる検査！

基準値	
□赤血球 1〜2個/HPF（高倍率視野）	**高値**
□白血球 1〜2個/HPF	**高値**
□扁平上皮 1〜2個/HPF	**高値**

●泌尿器疾患（感染症、腫瘍）、腎臓疾患（糸球体腎炎）

ひとことで言うと、どんな検査？

尿の異常をくわしくみるための検査です。

どんなときに、何をみるために行う検査？

●残尿感や排尿時痛があるとき（尿路感染症を診断するため）
●尿定性検査で異常があるとき（腎臓泌尿器疾患を診断するため）

ちょっとくわしい説明

　尿をスピッツに入れて遠心機にかけて、上清を捨てたあとの沈殿物を**尿沈渣**とよびます。尿沈渣の1滴をスライドグラスに垂らし、カバーグラスを乗せて顕微鏡で観察します。尿に含まれる**固形物**をみることができます。

　健常者の尿沈渣では、わずかな**血球**と**扁平上皮**などが観察されるのみです。腎臓泌尿器疾患では、**血球**、**上皮細胞**、**円柱**（血球や上皮細胞が尿細管で塊になったもの）、**尿成分の結晶**、**微生物**などが出現します（**図7**）。

図7 腎臓泌尿器疾患の尿沈渣で見られるものの例

赤血球　　白血球　　扁平上皮

尿細管上皮　　硝子円柱　　赤血球円柱

白血球円柱　　上皮円柱　　ロウ様円柱

患者さんのデータが基準値を外れているときのアセスメント

●診断の目的で検査をしているとき

　残尿感などがあり、尿沈渣で多数の白血球と細菌を認めれば、**尿路感染症**です。白血球円柱を認めることもあります。起炎菌は**大腸菌**が最多ですが、細菌培養を行って最終的に同定します(**❶**)。また、腎盂腎炎では発熱がみられます。

　尿定性検査で潜血が陽性であり、変形した赤血球(有棘状、小球状など)や赤血球円柱を認めれば、**糸球体腎**炎の可能性が高いです(**❷**)。**尿細管に病変**があるときは上皮円柱や顆粒円柱を認めます。異常細胞が出現していれば、**尿路腫瘍**を疑って細胞診や画像検査などを早急に行います。沈渣で赤血球が観察できないときは、**溶血性貧血**や**横紋筋融解症**を念頭に検査を進めます。

●経過観察の目的で検査をしているとき

　尿路感染症が**抗菌薬投与で軽快**すれば、沈渣異常も消失します。

■尿沈渣のアセスメント

❶残尿感や排尿時痛などがあるとき、尿定性検査で白血球反応が陽性のとき

尿沈渣の結果	あわせてみる所見・検査	考えられる疾患・病態
白血球が多数 細菌が出現	➡ 尿培養、発熱 ➡	尿路感染症

❷尿定性検査で潜血が陽性で側腹部痛のないとき

尿沈渣の結果	あわせてみる所見・検査	考えられる疾患・病態
変形した赤血球 赤血球円柱	➡ タンパク尿、腎機能検査 ➡	糸球体腎炎
赤血球が多数 異常細胞	➡ 尿細胞診、画像検査 ➡	尿路腫瘍
赤血球を認めない	➡ 貧血、溶血所見、筋肉酵素 ➡	溶血性貧血 横紋筋融解症

観察・看護のポイント

　尿管結石(尿路結石の一つ)や腎盂腎炎では、病側の腰背部に疼痛や叩打痛(**図8**)がありますので、確認してみてください。十分に**水分**を摂取するように指導することも大切です。

- 肋骨脊柱角(cost-vertebral angle：CVA)の部分に自分の手掌をあてて叩打する
- そのときに痛みがあるかどうかを確認する
- 左右両側で行う
- 尿管結石や腎盂腎炎の際に病側のCVA部分に叩打痛がみられる

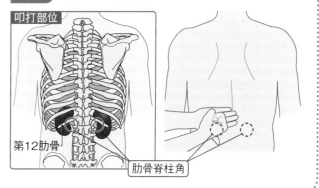

図8 CVAの叩打法

叩打部位

第12肋骨

肋骨脊柱角

便検査

便潜血反応

基準値と高値・低値で考えられる疾患や病態

	基準値		
	□潜血（−）	**陽性**	●大腸がん、出血性腸疾患、痔核

ひとことで言うと、どんな検査?　**大腸がん**を早期発見するための検査です。大腸がんの集団検診として全国的に実施されています。

どんなときに、何をみるために行う検査?
●大腸がんの集団検診（無症状の大腸がんを発見するため）
●鉄欠乏性貧血のとき（出血源を検索するため）

ちょっとくわしい説明

便潜血反応は**ヒトヘモグロビン**に対する抗体を用いるため、食物中の牛肉や豚肉の血液に反応することはありません。便潜血が**陽性**の場合は、消化管のどこかで出血していることを意味します（**図9**）。

ただし、上部消化管（食道、胃、十二指腸）からの出血では、腸管を移動する過程でヘモグロビンが変性するため、出血が少量であると便潜血は陽性にならないこともあります。

大腸がん検診では、**2日**連続で便を採取して両方の便で検査を行います。

図9 便潜血検査のイメージ

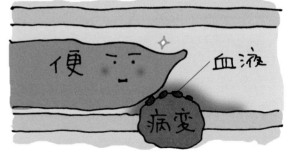
〈大腸内〉
便　血液　病変

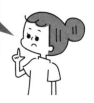
大腸内を移動してきた便に血液の反応がないかを調べることで、出血病変がないかをみる検査です

患者さんのデータが基準値を外れているときのアセスメント

●診断の目的で検査をしているとき

　集団検診の便検査で、2日連続のうち1回でも潜血が陽性であれば、**大腸がんや出血性腸疾患**を疑います（**❶**）。下部消化管内視鏡検査による精密検査を行います。大腸がんの進行がんでは**約8割**、早期がんでは**約5割**の症例で、2日のうち少なくとも1回は便潜血が陽性になると言われています。

　鉄欠乏性貧血や腹部症状から大腸がんや出血性腸疾患を疑った場合は、便潜血が陰性であっても**疾患の存在を否定するものではない**ので、下部消化管内視鏡検査を行う必要があります（**❷**）。

●経過観察の目的で検査をしているとき

　出血性腸疾患の経過中に出血を確認することはあるかもしれませんが、大腸がんの経過観察を便潜血反応で行うことはありません。

注意点　痔核（じかく）からの出血でも便潜血は陽性となります。直腸指診などで痔核があっても、**同時に大腸がんが存在する可能性はあります**。便潜血が陽性であれば、痔核の有無にかかわらず下部消化管内視鏡検査を行うべきです。

■便潜血反応のアセスメント

❶大腸がんの集団検診

便潜血反応の結果		あわせてみる所見・検査	考えられる疾患・病態
（1日目）	（2日目）		
潜血（＋）	潜血（＋）		大腸がん
潜血（＋）	潜血（ー）	下部消化管内視鏡検査	出血性腸疾患
潜血（ー）	潜血（＋）		

❷鉄欠乏性貧血や腹部症状から大腸がんなどを疑うとき

便潜血反応の結果	あわせてみる所見・検査	考えられる疾患・病態
潜血（＋）	下部消化管内視鏡検査	大腸がん
潜血（ー）		出血性腸疾患

観察・看護のポイント

　大腸がんの集団検診で便潜血が陽性の報告がきても、下部消化管内視鏡検査を受けずに放置する受診者もいます。また、2回とも陰性であっても**大腸がんを否定するものではありません**。

　集団検診の受診者に**スクリーニング検査の意味**を十分に理解させることも、看護師や保健師の大切な仕事です。

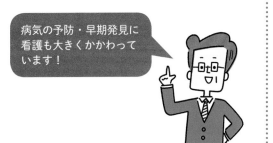

病気の予防・早期発見に看護も大きくかかわっています！

血球検査

❶赤血球（RBC）

基準値と高値・低値で考えられる疾患や病態

	基準値	
●貧血 ← **低値**	□赤血球数（RBC） 400〜550万/μL（男性） 350〜500万/μL（女性） □ヘモグロビン（Hb）濃度 13〜17 g/dL（男性） 12〜16 g/dL（女性） □ヘマトクリット（Ht） 40〜50%（男性） 35〜45%（女性）	**高値** → ●多血症
●小球性貧血 ← **低値**	□平均赤血球容積（MCV） 80〜100 fL	**高値** → ●大球性貧血
●赤血球造血低下 ← **低値**	□網状赤血球数 0.2〜2%	**高値** → ●赤血球造血亢進

ひとことで言うと、どんな検査？　　**貧血**をみるための検査です。入院時のルーチン検査や健康診断の項目にも必ず含まれています。

どんなときに、何をみるために行う検査？
- ●息切れなどから貧血を疑うとき（貧血の程度や原因を診断するため）
- ●貧血の治療中のとき（治療効果を判定するため）
- ●ルーチン検査（無症状の貧血や多血症を発見するため）
- ●急性出血があるとき（出血量を推定して輸血の適応を判断するため）

ちょっとくわしい説明

　貧血をみる検査はさまざまありますが、貧血の有無や程度は**ヘモグロビン（Hb）濃度**で判断します。赤血球中のHbが酸素を全身に運搬しているわけですから、Hb濃度は**酸素を運搬する能力**を直接的に表しています。

　貧血は赤血球の材料不足、骨髄の造血能低下、赤血球の破壊などさまざまな原因で起きますが、原因によって**赤血球の大きさ**が変わります。そこで、赤血球の大きさの指標である**平均赤血球容積（MCV）**の値をもとに分類（小球性貧血、大球性貧血、正球性貧血）することで、貧血の原因を推測することができます（**表1**）。

　また、**網状赤血球数**は骨髄での**赤血球造血**を反映して増減するため、この値も貧血の原因を推測するために大切です。

表1 貧血の種類

貧血の種類	正常	小球性貧血	大球性貧血	正球性貧血
Hb濃度	正常	低下	低下	低下
MCV(fL)	80～100	80未満	100以上	80～100
状態のイメージ	酸素を運ぶぞ！ ●赤血球の大きさ・数ともに異常なし	やせた人ばかりで運べない… ●赤血球が小さくなり、運搬能が低下	太っていて運べない… ●赤血球が異様に大きくなり、数が極端に少ないことで運搬能が低下	人が足りなくて運べない… ●赤血球の大きさには異常がないものの、数が少ないことで運搬能が低下
考えられる疾患	——	鉄欠乏性貧血 サラセミア	巨赤芽球性貧血	再生不良性貧血 溶血性貧血

患者さんのデータが基準値を外れているときのアセスメント

●診断の目的で検査をしているとき

　症状から貧血を疑ったときやルーチン検査の結果で、Hb濃度が男性は**13g/dL未満**、女性は**12g/dL未満**を精査や治療が必要な貧血として取り扱います（❶）。続いて、MCVと網状赤血球数で原因疾患の鑑別診断を進めます（❷）。

　小球性貧血（MCV 80fL未満）で、フェリチンの低下があれば**鉄欠乏性貧血**です。出血源（大腸がん、子宮筋腫など）を検索し、鉄剤の投与を行います。フェリチンの低下がないときは慢性炎症などに伴う**二次性貧血**や**サラセミア**を考えます。

　大球性貧血（MCV 100fL以上）であれば**巨赤芽球性貧血**の可能性が高いです。ビタミンB₁₂や葉酸の値を確認します。ビタミンB₁₂が低値で抗胃壁抗体などが陽性の場合は、**悪性貧血**と診断します。骨髄異形成症候群でもしばしば大球性貧血となります。溶血性貧血でも大型の網状赤血球が増加してMCVが上昇することがあります。

　正球性貧血（MCV 80～100fL）で、網状赤血球が減

少し、汎血球減少(白血球と血小板も低下)があれば**再生不良性貧血**です。骨髄が低形成であることから診断します。網状赤血球が増加し、溶血所見(LDH増加、ハプトグロビン低下など)があれば**溶血性貧血**です。直接クームス試験を行って陽性なら自己免疫性と診断できます。

●経過観察の目的で検査をしているとき

急性出血の場合は、Hb濃度で出血の程度を推定し、**赤血球輸血の適応を判断します(❸)**。急性出血によりHb濃度が**10g/dL以下**まで低下した場合は、患者さんの状態をみながら輸血の開始を考慮します。一般に**6g/dL以下**は輸血の絶対的な適応です。

出血が止まった状態で2単位(400mL)の赤血球輸血を行えば、Hb濃度が1.5g/dL程度は上昇することが期待されます。期待される上昇がない場合は、出血がまだ続いている可能性を考えます(❹)。

慢性的な鉄欠乏性貧血に鉄剤を投与すると、1〜2週にHb濃度が1g/dLのペースで上昇します。上昇がないときは、**出血の持続や他の疾患**(骨髄異形成症候群など)を疑う必要があります(❺)。

注意点 急性出血の直後は(血液が希釈されていないので)Hb濃度の低下が明らかでないことがあります。出血が持続すると、しだいに小球性の鉄欠乏性貧血となります。

■赤血球検査(RBC)のアセスメント

❶息切れや眼瞼結膜の蒼白で貧血を疑うとき、ルーチン検査の結果

赤血球検査の結果	考えられる疾患・病態
(男性)ヘモグロビン(Hb)濃度<13g/dL (女性)Hb濃度<12g/dL	貧血

❷貧血の原因疾患を鑑別診断するとき

赤血球検査の結果	あわせてみる所見・検査	考えられる疾患・病態
平均赤血球容積(MCV)<80fL(小球性貧血)	フェリチン低下あり	鉄欠乏性貧血
	フェリチン低下なし	二次性貧血、サラセミア
MCV≧100fL(大球性貧血)	ビタミンB$_{12}$低下、葉酸低下	巨赤芽球性貧血
MCV 80〜100fL(正球性貧血) 網状赤血球減少	汎血球減少 骨髄低形成	再生不良性貧血
MCV 80〜100fL(正球性貧血) 網状赤血球増加	溶血所見	溶血性貧血

❸急性出血のとき

赤血球検査の結果	あわせてみる所見・検査	考えられる疾患・病態
Hb濃度の急速な低下	頻脈、血圧低下、ショック	大量出血(輸血の適応)

● Hb濃度10g/dL以下の場合は全身状態をみて輸血を考慮する
● Hb濃度6g/dL以下の場合は輸血の絶対的な適応となる

出血の直後は、Hb濃度の低下があきらかでないこともあります!

❹赤血球輸血のとき

赤血球検査の結果	考えられる疾患・病態
Hb濃度に上昇なし	出血が止まっていない

● 出血が止まっている場合は2単位(400mL)の輸血で1.5g/dL程度の上昇がみられる

❺慢性的な鉄欠乏性貧血で鉄剤投与のとき

赤血球検査の結果	考えられる疾患・病態
Hb濃度に上昇なし	慢性出血の持続、 鉄欠乏性貧血ではない

● 鉄剤に反応すれば1〜2週に1g/dL程度の上昇がみられる

観察・看護のポイント

鉄欠乏性貧血の患者さんは消化器内視鏡検査や婦人科受診をしているはずです。検査を行う理由を考えてみてください。再発予防には鉄分を多く含む**食物（ほうれん草、牛ヒレ肉など）の食事指導**も大切です。ただ、すでに貧血がある場合の治療は、**鉄剤を**服用することが原則です（P.136 参照）。

急性出血があるときは、**全身状態の観察、止血処置、輸血の準備**など大至急の対応が必要です。輸血の開始・追加・中止は Hb 濃度と全身状態で判断します。

❷白血球数（WBC）

基準値と高値・低値で考えられる疾患や病態

	基準値	
	□白血球数（WBC） 3,500〜9,000/μL	
●骨髄抑制、血液疾患 ←**低値**	□好中球 40〜70％	**高値**→ ●細菌感染、心筋梗塞、血液疾患
	□好酸球 1〜5％	**高値**→ ●アレルギー疾患
	□好塩基球 0〜1％	**高値**→ ●血液疾患
	□単球 0〜10％	**高値**→ ●血液疾患
●HIV感染症 ←**低値**	□リンパ球 20〜50％	**高値**→ ●血液疾患

ひとことで言うと、どんな検査？

感染症に対する反応や抵抗性をみる検査です。入院時のルーチン検査や健康診断の項目にも必ず含まれています。

どんなときに、何をみるために行う検査？

●発熱のあるとき（細菌感染症を診断するため）
●血液疾患を疑うとき（白血病などを診断するため）
●抗がん剤治療後のとき（感染に対する抵抗性を判断するため）
●ルーチン検査（無症状の血液疾患などを発見するため）

ちょっとくわしい説明

白血球は顆粒球（好中球、好酸球、好塩基球）、単球、リンパ球からなり、生体の感染防御機構で中心的な役割を果たしています。細菌感染や組織障害に対する反応や血液腫瘍などで増加します。反対に、抗がん剤使用後や血液疾患などで骨髄機能が低下すると減少して感染しやすくなります。

原因疾患の鑑別には、白血球分画（好中球やリンパ球の割合）が有用です。好中球は末梢血中の寿命が約半日と短く、骨髄での産生がストップするとすぐに著減します。好中球減少は敗血症などの致死的な重症感染症を引き起こすので要注意です。

患者さんのデータが基準値を外れているときのアセスメント

● 診断の目的で検査をしているとき

発熱があって白血球（好中球）増加があるときは、細菌感染の可能性が高いです。好中球の核の左方移動（桿状核好中球や後骨髄球の割合が増える）やCRP（C反応性タンパク）上昇を伴います。画像検査や細菌培養で感染巣の検索を行います（❶）。

白血球数が2万/μL以上はパニック値です。白血病の可能性がありますので、早急な対応が必要です（❷）。白血球分画で白血病細胞（未熟な細胞）が出現していれ

■ 白血球検査（WBC）のアセスメント

❶ 発熱があるとき

白血球検査の結果	あわせてみる所見・検査	考えられる疾患・病態
白血球増加 好中球増加 好中球の核の左方移動	CRP（C反応性タンパク）上昇 画像検査、細菌培養	細菌感染

❷ 症状やルーチン検査で血液疾患を疑ったとき

白血球検査の結果	あわせてみる所見・検査	考えられる疾患・病態
白血球増加あるいは減少 白血病細胞の出現 好中球減少	出血傾向、発熱 血小板減少、骨髄検査	急性白血病
白血球増加 各成熟段階の好中球増加 好塩基球増加	脾腫 骨髄検査、染色体検査	慢性骨髄性白血病
白血球増加 リンパ球増加	リンパ節腫脹	慢性リンパ性白血病
白血球減少	汎血球減少、骨髄低形成	再生不良性貧血

❸ 胸痛があるとき

白血球検査の結果	あわせてみる所見・検査	考えられる疾患・病態
白血球増加 好中球増加	心電図、心筋マーカー	心筋梗塞（発作2〜3時間後）

❹ 抗がん剤治療後のとき

白血球検査の結果	考えられる疾患・病態
好中球が500/μL未満	きわめて感染しやすい状態

● 無菌管理とする

白血球数20,000/μL以上、1,500/μL未満はパニック値です！

ば、**急性白血病**です。正常な好中球は減少していますが、自動血球計数機は白血病細胞も白血球としてカウントするため、白血球数は**著明に増加**して表われます。症例によっては白血病細胞が骨髄から末梢血にあまり出てこないこともあり、白血球数が減少していることもあります。

白血球数が増加して、白血球分画で各成熟段階の好中球と好塩基球が増加していれば、**慢性骨髄性白血病**を疑います。染色体検査で**フィラデルフィア染色体**を確認します。成熟リンパ球が増えていれば**慢性リンパ性白血病**を疑います。

白血球分画で好酸球が増加しているときは、**アレルギー疾患や寄生虫**を疑います。白血球数としての増加は軽度に留まることが多いです。

白血球数が**1,500/μL 未満もパニック値**です。重症感染症（肺炎や敗血症など）を引き起こす可能性があり要注意です。再生不良性貧血や急性白血病などの**血液疾患**、薬剤（抗甲状腺薬など）による**無顆粒球症**などが考えられます。

HIV感染症や全身性エリテマトーデス（SLE）でもリンパ球が減少しますが、白血球数が著明に減少するほどではありません。

胸痛があって白血球数が増加しているときは、**心筋梗塞**の可能性があります（**❸**）。早急に心電図や心筋マーカーを検査します。白血球数は心筋梗塞の**発作2～3時間後**から上昇し、**5～10時間**でピークとなります。

●経過観察の目的で検査をしているとき

悪性腫瘍に対して抗がん剤治療を行うと、骨髄抑制により数日後から急速に好中球が減少します（**❹**）。**好中球数500/μL 未満**になると重症感染症を引き起こす可能性が非常に高く、**無菌室管理**などの集中治療が必要となります。骨髄抑制の回復期となり、好中球数1,000/μLを超えてくると無菌室を退室することができます。

細菌感染症に対して抗菌薬で治療を行い、病状が軽快すると、まずは CRP が低下傾向となり、その後に白血球数も低下してきます。

注意点

白血球数は**基準値の幅が広い検査**です。データをみるときに、その患者さんにとって正常なのか異常なのかを判断する必要があります。そのためには、患者さんの**以前の**（できるだけ健常時の）**データと比較する**ことが大切です。

なお、副腎皮質ステロイド薬で治療を受けている患者さんは、感染症などがなくても好中球が増加していますので注意してください。

観察・看護のポイント

白血球数が減少した患者さんには、感染症を防ぐために**頻回の手洗い、マスク着用、うがい、口腔ケア**などを指導します。**食事は加熱したもの**とし、**医療従事者も手洗いやマスク着用を徹底**します。白血球数が高度に減少した場合は無菌室管理とします。

なお、本文中にあるパニック値とは、**緊急に適切な対応をしないと致命的である検査値**です。パニック値の設定値は施設によって異なりますが、この値に最初に気づいた医療従事者は**早急に主治医に連絡**する必要があります。

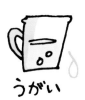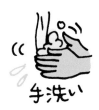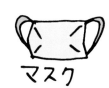

うがい　手洗い　マスク

などで感染を予防する

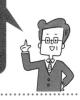

無菌管理をされている患者さんは、病棟内の移動、面会、食事など日常生活が大幅に制限されます。血液病棟の看護師は、精神面を含めた総合的な看護を献身的に行っているはずです。

❸血小板数（Plt）

基準値と高値・低値で考えられる疾患や病態

	基準値	
●骨髄抑制、血液疾患、肝硬変 ◀低値	□血小板数（Plt）15〜35万/μL	高値▶ ●血液疾患

ひとことで言うと、どんな検査？

出血傾向をみる検査です。入院時のルーチン検査や健康診断の項目にも必ず含まれています。手術など観血的な手技の術前検査としても確認します。

どんなときに、何をみるために行う検査？

- ●出血傾向があるとき（原因疾患の診断や輸血の適応を判断するため）
- ●術前検査のとき（出血の危険性を判断するため）
- ●抗がん剤治療後のとき（輸血の適応を判断するため）
- ●ルーチン検査（無症状の血液疾患などを発見するため）

ちょっとくわしい説明

　血小板（Plt）は止血機構の最初のステップとして、血小板血栓を形成します（**図10**）。血小板が減少すると皮下出血や止血困難などの**出血傾向**をきたし、高度の場合は**脳出血**などの致死的な臓器出血を引き起こす可能性があります。

　末梢血中の血小板の寿命は**1週間前後**であり、病的な破壊亢進や骨髄での産生がストップすると急速に減少します。

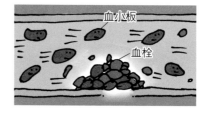
図10　血小板血栓

血小板
血栓

- ●血管壁が損傷されると血小板が集まって血小板血栓を形成する
- ●血小板が減少すると血栓ができにくくなり、出血傾向となる

患者さんのデータが基準値を外れているときのアセスメント

●診断の目的で検査をしているとき

　血小板数が減少しても**5万/μL**以上あれば、臨床的に問題となる出血を起こす可能性は低いです。**3万/μL以下はパニック値**であり、特に**1万/μL以下は致死的な臓器出血**をきたす危険性があります。一般的に血小板数が1万/μL以下の場合は**血小板輸血**の適応で、手術前などは1〜5万/μLでも輸血を行います。ただし、出血の危険性は患者さんの状態によって大きく異なります。患者さんの**年齢**、**基礎疾患**、**出血傾向**、**観血的手技**

の予定、**血小板数の経過**などから、血小板輸血の適応を総合的に判断することになります。

　血小板減少の急激な発症や進行は、**播種性血管内凝固症候群（DIC）**や**急性白血病**など重篤な血液疾患が存在する可能性が高いです（❶）。重篤な基礎疾患があり、DICを疑う場合は早急に凝固線溶系の検査を行います。白血病細胞の出現などで、**急性白血病**を疑うときは骨髄検査を行います。血小板が低いだけであれば、骨髄穿刺は（検査後に穿刺部を十分に圧迫止血すれば）可能です。ただし、凝固系の異常を伴うときには、骨髄穿刺は禁忌です。

慢性的な出血傾向があるときや、ルーチン検査で血小板減少があるときは、**特発性血小板減少性紫斑病（ITP）**や**再生不良性貧血**などの血液疾患、あるいは**肝硬変**などが考えられます（**❷**）。骨髄検査で巨核球の減少がなく、血小板結合 IgG（PA-IgG）が高値であれば ITP の可能性が高いです。ピロリ菌の呼気検査を行い、胃にピロリ菌の感染があれば除菌によって ITP が軽快する可能性があります。

一方、血小板数が 60 万/μL 以上の高度の高値であれば、血液疾患の可能性が高いです。**本態性血小板血症**などの骨髄増殖性疾患を考えて検査を進めます。また、鉄欠乏性貧血でも軽～中等度の血小板増加を認めます。

●経過観察の目的で検査をしているとき

抗がん剤治療後は、骨髄抑制により（好中球と同様に）血小板も数日後から**急速に**減少します。上記のように血小板数の変動と出血傾向の状態などをみながら、血小板輸血の適応を判断します（**❸**）。

注意点　抗凝固薬 EDTA の作用で血小板が採血管内で凝集し、自動血球計算機で算定すると血小板数が**実際より低く**カウントされることがあります。患者さんに異常があるわけではありませんので、**偽性血小板減少**とよびます。出血傾向がまったくないのに血小板数が低い場合は、ヘパリン加採血などで再検査をする必要があります。

■血小板検査（Plt）のアセスメント

❶急性の出血傾向があるとき

血小板検査の結果	あわせてみる所見・検査	考えられる疾患・病態
血小板（Plt）の急速な減少	重篤な基礎疾患 凝固線溶系検査の異常	播種性血管内凝固症候群（DIC）
	白血病細胞の出現、骨髄検査	急性白血病

❷慢性の出血傾向があるとき、ルーチン検査の結果

血小板検査の結果	あわせてみる所見・検査	考えられる疾患・病態
血小板減少	PA-IgG増加、骨髄検査	特発性血小板減少性紫斑病（ITP）
	汎血球減少、骨髄低形成	再生不良性貧血
	肝機能障害、画像検査	肝硬変

❸血液疾患や抗がん剤の治療後で血小板輸血の適応を判断するとき

血小板検査の結果	考えられる疾患・病態
血小板数≦5万/μL	臨床的に問題となる出血を起こす可能性あり
血小板数≦1万/μL	致死的な臓器出血をきたす可能性あり

●血小板数 5 万/μL 以下の場合、観血的手技の前なら血小板輸血を行う
●血小板数 1 万/μL 以下の場合、血小板数の推移や患者の状態をみて血小板輸血を行う

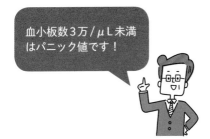

血小板数3万/μL未満はパニック値です！

観察・看護のポイント

血小板が減少した患者さんから採血したあとは、**圧迫止血を十分に行う必要があります。粘膜面に出血があるときは臓器出血の危険サイン**です。口腔粘膜の**観察**を頻回に行ってください。歯磨きや爪切りのときに傷つけないように指導することも大切です。

鏡と舌圧子を使って観察する

●出血　●口内炎
●発赤　●腫脹
などに注意！

Part 2　一般検査、血液検査　病棟で出合う

血小板数（Plt）

凝固線溶系検査

❶プロトロンビン時間(PT)、活性化部分トロンボプラスチン時間(APTT)

基準値と高値・低値で考えられる疾患や病態

	基準値	
	□プロトロンビン時間(PT) 　10〜12秒 □国際標準化比(PT-INR) 　0.9〜1.1	**延長** ➡ ●外因系凝固異常
●外因系凝固異常 ⬅ **低値**	□PT活性 　70〜130%	
	□活性化部分トロンボプラスチン時間(APTT) 　30〜40秒	**延長** ➡ ●内因系凝固異常

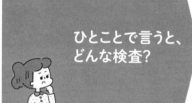

ひとことで言うと、どんな検査?

　　出血傾向をみるための検査です。入院時のルーチン検査や健康診断の項目にも必ず含まれています。

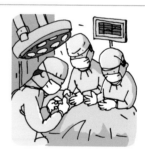

手術など、出血が避けられない治療を行う前には必ず検査!

どんなときに、何をみるために行う検査?

- 出血傾向があるとき
  （原因疾患の診断をするため）
- ワルファリン投与中のとき
  （投与量を調整するため）
- 急性肝炎のとき
  （劇症肝炎の診断をするため）
- 術前検査のとき
  （出血傾向を判定するため）

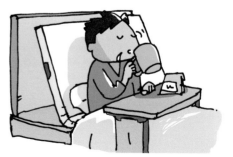

PT-INRの値でワルファリン投与量を調整する

ちょっとくわしい説明

　生体の止血機構では、血小板血栓に引き続き、凝固因子が次々に活性化されて二次血栓（フィブリン血栓）が形成されます。この**凝固因子の活性化**には、血管内膜の障害に伴って第XII・XI・IX・VIII因子が関与して始まる**内因系**と、血管外の組織因子によって第VII因子が関与して始まる**外因系**があります。凝固反応の強さは患者血漿に特定の試薬を加えて**試験管内で凝固するまでの時間**で判断します。内因系凝固反応が低下すると**活性化部分トロンボプラスチン時間（APTT）**が延長し、外因系凝固反応が低下すると**プロトロンビン時間（PT）が延長**します（**図11**）。

　II・VII・IX・X因子はビタミンKに依存して肝臓で合成されるため、肝障害やワルファリン（ビタミンKに拮抗）の服用により**凝固反応が低下**します。VII因子は半減期が短くて最初に不足するため、外因系凝固反応の障害のほうが先に出て**PTが延長**します。そのため、劇症肝炎の診断やワルファリン投与量の調節にはPTを使用します。

　ここで、PTの表現法には3種類あるので注意してください。通常は、**患者血漿に試薬を加えて凝固するまでの時間（秒数）**で表します。これに加えて、患者さんのPTが国際標準となる血漿のPTに比較して**何倍に延長しているかを示す方法（国際標準化比：PT-INR）**と、患者さんの外因系凝固反応の強さが**健常者の何%にあたるかを示す方法（PT活性）**があります。一般に、**ワルファリン投与量の調節にはPT-INRを、劇症肝炎の診断にはPT活性を用います（表2）**。

図11　凝固と線溶

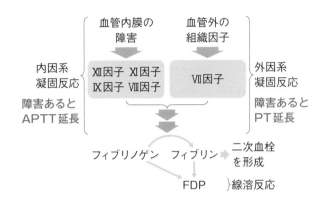

表2　PTの表しかた

	定義	おもな使用目的
PT（秒）	試験管内で患者の血漿に試薬を加えて凝固するまでの時間（外因系凝固反応が低下するほど延長する）	出血傾向の診断や重症度の判定
PT-INR	患者のPTが標準血漿に比べて何倍に延長しているか（外因系凝固反応が低下するほど上昇する）	ワルファリン投与量の指標
PT活性（%）	患者の凝固反応の強さが健常者の何%であるか（外因系凝固反応が低下するほど低下する）	肝障害の重症度の指標

患者さんのデータが基準値を外れているときのアセスメント

●診断の目的で検査をしているとき

　先天的な出血傾向（深部出血）があり、APTTが延長しているときは**血友病**です。PTは延長しません。血友病AではVIII因子、血友病BではIX因子の活性が低下しています（**❶**）。

　重篤な基礎疾患があり、著明な出血傾向を呈して、APTT・PT延長と血小板減少があるときは**播種性血管内凝固症候群（DIC）**の可能性が高いです。FDP（フィブリン／フィブリノゲン分解産物、P.29）などをチェックして、早急に治療を開始します（**❷**）。

●経過観察の目的で検査をしているとき

　急性肝炎の経過中に肝障害が重症化して、**肝性脳症**をきたしたときはPTをチェックします。PT活性が**40%以下**の場合に**劇症肝炎**と診断します。肝硬変の経過中も、PT活性の低下度によって重症度を判定します（P.114表6）（**❸**）。

　血栓症の予防のためにワルファリンを服用しているときは、PT-INRを測定して投与量を調整します。患者さんの状態や対象とする疾患によっても異なりますが、一般的に**PT-INR 2.0〜3.0**を目標とします（**❹**）。

■プロトロンビン時間（PT）、活性化部分トロンボプラスチン時間（APTT）のアセスメント

❶先天的に出血傾向（関節内出血など）があるとき

凝固線溶系検査の結果	あわせてみる所見・検査	考えられる疾患・病態
活性化部分トロンボプラスチン時間（APTT）延長	Ⅷ因子 or Ⅸ因子の活性低下	血友病

❷重篤な基礎疾患があり、高度の出血傾向があるとき

凝固線溶系検査の結果	あわせてみる所見・検査	考えられる疾患・病態
APTT延長 プロトロンビン時間（PT）延長	基礎疾患の状態 血小板減少、FDP増加	播種性血管内凝固症候群（DIC）

❸急性肝炎で治療中のとき

凝固線溶系検査の結果	あわせてみる所見・検査	考えられる疾患・病態
PT活性≦40%	意識障害、脳波	劇症肝炎

❹ワルファリン投与中のとき

凝固線溶系検査の結果	考えられる疾患・病態
PT-INR<2.0	薬の効果が弱い
PT-INR≧3.0	薬の効果が強すぎる（出血のおそれ）

● PT-INR が 2.0 未満の場合はワルファリン投与量を増やす
● PT-INR が 3.0 以上の場合はワルファリン投与量を減らす

観察・看護のポイント

　ワルファリンは代表的な**抗凝固薬**で、心房細動（脳塞栓の予防）、心筋梗塞や脳梗塞の再発予防、深部静脈血栓症などさまざまな疾患で使用します。**受け持ち患者さんが服用していることは多い**と思います。血液の凝固を抑制して血栓形成を予防しますが、効きすぎると出血傾向により**脳出血**などの危険性を高めます。そのため、定期的に PT-INR を測定し、投与量を 0.25 錠単位で微妙に調整します。

　ワルファリンはビタミンKの拮抗薬として抗凝固作用を発揮するため、**納豆**、**青汁**、**クロレラ**などのビタミンKを多く含む食品を同時に摂食すると作用が減弱してしまいます。ワルファリンを服用している患者さんには、これらの食品を摂食しないように指導します。

　また、出血を伴う検査や治療手技を行う場合には、**ワルファリン服用中であることを前もって手技者に伝える**必要があります。

患者さんが服用している薬剤の種類や投与量には、目的や理由が必ずあります。受け持ち患者さんが服用している薬剤について、「なぜこの薬を、この時間に、この量だけ服用しているのか？」を考えながら調べてみてください。

❷フィブリン／フィブリノゲン分解産物（FDP）、フィブリノゲン（Fg）

基準値と高値・低値で考えられる疾患や病態

	基準値	
	□フィブリン／フィブリノゲン分解産物（FDP）5.0μg/mL以下	**高値** ●播種性血管内凝固症候群（DIC）、血栓疾患
●播種性血管内凝固症候群（DIC）、肝障害 **低値**	□フィブリノゲン（Fg）200～400 mg/dL	**高値** ●慢性炎症

ひとことで言うと、どんな検査? → **血栓形成**をみる検査です。**播種性血管内凝固症候群（DIC）** を疑ったときに最も重要な検査です。

どんなときに、何をみるために行う検査?

- ●播種性血管内凝固症候群（DIC）を疑うとき（診断するため）
- ●血栓性微小血管障害（TMA）を疑うとき（診断するため）
- ●その他の血栓疾患を疑うとき（診断するため）
- ●播種性血管内凝固症候群（DIC）を治療中のとき（治療効果を判定するため）

ちょっとくわしい説明

　二次血栓（フィブリン血栓）が形成されて止血が完了すると、不要になったフィブリンやフィブリノゲン（Fg）はプラスミンにより分解されます。この反応を**線溶**とよび、フィブリン／フィブリノゲン分解産物（FDP）が産生されます（P.27 図11）。播種性血管内凝固症候群（DIC）や血栓性微小血管障害（TMA）では、**全身の血管内で血栓が多発して線溶が亢進する**ためFDPが著増します。

患者さんのデータが基準値を外れているときのアセスメント

●診断の目的で検査をしているとき

　重篤な基礎疾患（血液疾患、産科疾患、重症感染症など）**があり、著明な出血傾向があるとき**は、必ず**DIC**を疑う必要があります（❶）。FDPの上昇があるときは、DICの診断基準（P.31 **表3**）に基づいて診断を行います。DICの診断がつけば、早急に低分子ヘパリンなどを用いた抗凝固療法を開始します。なお、DICの診断基準は

2017年に日本血栓止血学会より新しい基準が提案されました。

　DICの早期診断にはFMテスト（可溶性フィブリンモノマー複合体）が有用なことがあります。また、D-ダイマー（基準値 1.0μg/mL以下）、トロンビン・アンチトロンビンⅢ複合体：TAT（基準値 3.0ng/mL以下）、プラスミン・α₂-PI複合：PIC（基準値 0.8μg/mL以下）などがDICの病態把握に役立ちます。

妊娠中や基礎疾患のある人に、発熱、精神神経症状、血小板減少、溶血性貧血、腎障害があり、FDP の上昇があるときは**血栓性血小板減少性紫斑病（TTP）**を疑います。腸管出血性大腸菌感染症の経過中に、溶血性貧血、血小板減少、急性腎不全があり、FDP の上昇があるときは**溶血性尿毒症症候群（HUS）**を疑います。TTP と HUS は病態が似ており鑑別が困難なことも多く、造血幹細胞移植後のときなどは両者をあわせて**血栓性微小血管障害（TMA）**と表現します。

突然の呼吸困難や胸痛があって、FDP の上昇があるときは**肺血栓塞栓症**を疑います（❷）。このように FDP は一般的な血栓疾患の診断にも役立ちます。

●経過観察の目的で検査をしているとき

DIC や TMA の治療効果の判定にも FDP は有用です。治療が奏功して**病状が軽快**すれば、FDP はしだいに低下します（❸）。

■フィブリン／フィブリノゲン分解産物（FDP）のアセスメント

❶重篤な基礎疾患に高度の出血傾向があるとき

凝固線溶系検査の結果	あわせてみる所見・検査	考えられる疾患・病態
フィブリン／フィブリノゲン分解産物（FDP）高値 ➡	基礎疾患の状態 血小板減少、プロトロンビン時間（PT）延長 ➡	播種性血管内凝固症候群（DIC）
	血小板減少、溶血性貧血、腎障害、発熱、精神神経症状 ➡	血栓性血小板減少性紫斑病（TTP）

❷突然の呼吸困難や胸痛があるとき

凝固線溶系検査の結果	あわせてみる所見・検査	考えられる疾患・病態
FDP高値 ➡	肺の造影CT ➡	肺血栓塞栓症

❸ DIC の治療中のとき

凝固線溶系検査の結果	考えられる疾患・病態
FDPが低下 ➡	治療効果あり

観察・看護のポイント

DIC は**あらゆる診療科で起こり得る致死的な病態**です。医療機関に勤務するすべての看護師は、DIC に関する十分な知識をもって、早期発見・早期治療に努めなければなりません。

皮下出血、歯肉出血、採血時の止血困難など、**出血傾向の有無を常に意識して**観察することが大切です。

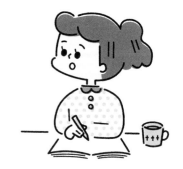

表3 DIC診断基準

項目		基本型		造血障害型		感染症型	
一般止血検査	血小板数 (×10⁴/μL)	12<	0点			12<	0点
		8< ≦12	1点			8< ≦12	1点
		5< ≦8	2点			5< ≦8	2点
		≦5	3点			≦5	3点
		24時間以内に 30%以上の減少(※1)	+1点			24時間以内に 30%以上の減少(※1)	+1点
	FDP (μg/mL)	<10	0点	<10	0点	<10	0点
		10≦ <20	1点	10≦ <20	1点	10≦ <20	1点
		20≦ <40	2点	20≦ <40	2点	20≦ <40	2点
		40≦	3点	40≦	3点	40≦	3点
	フィブリノゲン (mg/dL)	150<	0点	150<	0点		
		100< ≦150	1点	100< ≦150	1点		
		≦100	2点	≦100	2点		
	プロトロンビン 時間比	<1.25	0点	<1.25	0点	<1.25	0点
		1.25≦ <1.67	1点	1.25≦ <1.67	1点	1.25≦ <1.67	1点
		1.67≦	2点	1.67≦	2点	1.67≦	2点
分子マーカー	アンチトロンビン (%)	70<	0点	70<	0点	70<	0点
		≦70	1点	≦70	1点	≦70	1点
	TAT、SFまたは F1+2	基準範囲上限の 2倍未満	0点	基準範囲上限の 2倍未満	0点	基準範囲上限の 2倍未満	0点
		2倍以上	1点	2倍以上	1点	2倍以上	1点
肝不全(※2)		なし	0点	なし	0点	なし	0点
		あり	−3点	あり	−3点	あり	−3点
DIC診断		6点以上		4点以上		5点以上	

- （※1）：血小板数＞5万/μLでは経時的低下条件を満たせば加点する（血小板数≦5万では加点しない）。血小板数の最高スコアは3点までとする。
- FDPを測定していない施設（D-ダイマーのみ測定の施設）では、D-ダイマー基準値上限2倍以上への上昇があれば1点を加える。ただし、FDPも測定して結果到着後に再評価することを原則とする。
- FDPまたはD-ダイマーが正常であれば、上記基準を満たした場合であってもDICの可能性は低いと考えられる。
- プロトロンビン時間比：ISIが1.0に近ければ、INRでも良い（ただしDICの診断にPT-INRの使用が推奨されるというエビデンスはない）。
- プロトロンビン時間比の上昇が、ビタミンK欠乏症によると考えられる場合には、上記基準を満たした場合であってもDICとは限らない。
- トロンビン-アンチトロンビン複合体（TAT）、可溶性フィブリン（SF）、プロトロンビンフラグメント1+2（F1+2）：採血困難例やルート採血などでは偽高値で上昇することがあるため、FDPやD-ダイマーの上昇度に比較して、TATやSFが著増している場合は再検する。即日の結果が間に合わない場合でも確認する。
- 手術直後はDICの有無とは関係なく、TAT、SF、FDP、D-ダイマーの上昇、ATの低下などDIC類似のマーカー変動がみられるため、慎重に判断する。
- （※2）肝不全：ウイルス性、自己免疫性、薬物性、循環障害などが原因となり「正常肝ないし肝機能が正常と考えられる肝に肝障害が生じ、初発症状出現から8週以内に、高度の肝機能障害に基づいてプロトロンビン時間活性が40%以下ないしはINR値1.5以上を示すもの」（急性肝不全）および慢性肝不全「肝硬変のChild-Pugh分類BまたはC（7点以上）」が相当する。
- DICが強く疑われるが本診断基準を満たさない症例であっても、医師の判断による抗凝固療法を妨げるものではないが、繰り返しての評価を必要とする。

DIC診断基準作成委員会：日本血栓止血学会DIC診断基準2017年版. 日本止血学会誌 2017；28（3）：384. より転載

フィブリン／フィブリノゲン分解産物（FDP）、フィブリノゲン（Fg）

血液生化学・
免疫血清学検査の基礎知識

酵素

❶アスパラギン酸アミノトランスフェラーゼ(AST)・アラニンアミノトランスフェラーゼ(ALT)

基準値と高値・低値で考えられる疾患や病態

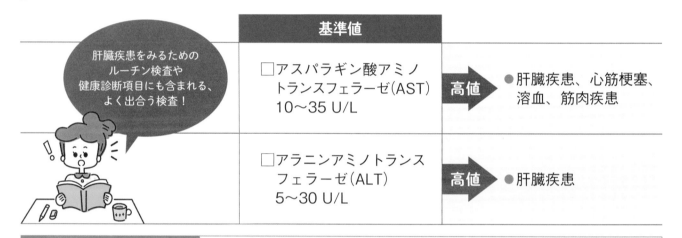

肝臓疾患をみるための
ルーチン検査や
健康診断項目にも含まれる、
よく出会う検査！

	基準値		
	□アスパラギン酸アミノトランスフェラーゼ(AST) 10〜35 U/L	高値	●肝臓疾患、心筋梗塞、溶血、筋肉疾患
	□アラニンアミノトランスフェラーゼ(ALT) 5〜30 U/L	高値	●肝臓疾患

ひとことで言うと、どんな検査？

肝臓疾患をみるための検査です。入院時のルーチン検査や健康診断の項目にも必ず含まれています。

どんなときに、何をみるために行う検査？

●全身倦怠感や黄疸などから肝臓疾患を疑うとき(肝臓疾患を診断するため)
●肝臓疾患の治療中のとき(治療効果や経過を判断するため)
●ルーチン検査(無症状の肝臓疾患を見つけるため)
●心筋梗塞の発作のとき(発作後の時間を推測するため)

ちょっとくわしい説明

　ASTとALTは**全身臓器の細胞に存在する酵素**で、ト
ランスアミラーゼと総称されます。病棟で「この患者さ
んはトランスアミラーゼが上昇しています」と説明され
たら、AST・ALTが上昇しているということです。以
前はGOT・GPTとよばれていました。

　臓器が障害されると、細胞が破壊されてAST・ALT

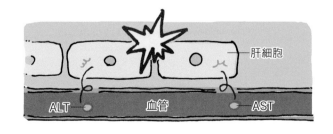

肝細胞

ALT　　血管　　AST

が血液中に漏れ出てきます。肝臓はAST・ALTの含有量が多いため、**肝臓疾患**があると血中濃度が敏感に**上昇**します。AST・ALTが基準値内であれば、肝臓疾患が存在する可能性は低いです。肝臓の機能（働き）をみる検査ではありません。

ASTは肝臓以外に筋肉や赤血球などにも多く含まれているため、**心筋梗塞や溶血**などでも上昇します。

患者さんのデータが基準値を外れているときのアセスメント

●診断の目的で検査をしているとき

黄疸を伴って、AST・ALTが高度高値（500U/L以上）まで急激に上昇したときは**急性肝炎**です（❶）。3,000U/L以上では重症肝炎や劇症肝炎による広範囲の**肝細胞壊死**を考えます。ウイルスマーカーでウイルス型を同定し、PT活性や脳症の有無で劇症肝炎の診断を行います（P.111）。

中等度高値（100〜200U/L前後）が持続しているときは、慢性肝炎、肝硬変、脂肪肝などの**慢性的な肝臓疾患**です。AST・ALTの上昇が6か月以上持続し、肝硬変や脂肪肝が除外できれば慢性肝炎と診断します。肝硬変では、ビリルビン上昇、アルブミン低下、PT延長などが重症度の指標となります（P.114 表6）。脂肪肝は超音波検査の所見が特徴的です。慢性肝疾患の場合、画像検査（超音波、CT）や腫瘍マーカー（AFP）で肝臓がんの早期発見に努めることも大切です。

胸痛があってASTのみが高値のときは**心筋梗塞**を疑います（❷）。心電図やクレアチンキナーゼ（CK）などで診断します。その他、**筋肉疾患や溶血**でもASTのみが上昇します。心筋梗塞では発作の4〜6時間後よりASTが上昇し、24時間前後でピークとなります。

●経過観察の目的で検査をしているとき

急性肝炎の治療中に、全身状態の改善とともにAST・ALTが低下してくれば**回復傾向のサイン**です（❸）。病初期はAST＞ALTで、回復期はAST＜ALTとなります。

慢性肝炎はAST＜ALTのことが多く、肝硬変ではAST＞ALTとなります。肝硬変の進行とともに（破壊する肝細胞が減少するため）AST・ALTはしだいに低下してきます（❹）。

■アスパラギン酸アミノトランスフェラーゼ（AST）・アラニンアミノトランスフェラーゼ（ALT）のアセスメント

❶黄疸・全身倦怠感やルーチン検査で肝臓疾患を疑ったとき

生化学検査の結果	あわせてみる所見・検査	考えられる疾患・病態
AST・ALT≧500 U/L（急速に上昇）	肝炎ウイルスマーカー、PT活性、ビリルビン高値	急性肝炎、劇症肝炎
AST・ALT 100〜200 U/L（慢性的に上昇）	肝炎ウイルスマーカー、腫瘍マーカー（AFP）腹部超音波検査	慢性肝炎、肝硬変脂肪肝

❷胸痛があるとき

生化学検査の結果	あわせてみる所見・検査	考えられる疾患・病態
AST上昇	心電図、他の心筋マーカー	心筋梗塞（発作4〜6時間後以降）

❸急性肝炎で治療中のとき

生化学検査の結果	あわせてみる所見・検査	考えられる疾患・病態
高値だったAST・ALTが低下	全身状態改善黄疸改善	回復期

❹慢性肝炎で治療中のとき

生化学検査の結果	あわせてみる所見・検査	考えられる疾患・病態
AST＜ALTがAST＞ALTとなるAST・ALTがしだいに減少	腹部超音波検査	肝硬変へ移行

観察・看護のポイント

急性肝炎では黄疸や意識障害（肝性脳症）の観察を行います。**安静にしてもらうことが看護・治療のポ**イントです。肝硬変では黄疸、腹水、肝性脳症などの観察を行います。

❷γ-GT

基準値と高値・低値で考えられる疾患や病態

基準値		
□ γ-GT 10〜50 U/L（男性） 10〜30 U/L（女性）	**高値** ➡	●肝臓疾患（アルコール性肝障害、薬剤性肝障害）、胆汁うっ滞

ひとことで言うと、どんな検査？

アルコール性肝障害の指標となる検査です。

どんなときに、何をみるために行う検査？

● 肝障害で飲酒歴のあるとき（アルコール性肝障害を診断するため）
● アルコール性肝障害で治療中のとき（経過を観察するため）
● 服薬中のとき（薬剤性肝障害を診断するため）
● 黄疸のあるとき（胆汁うっ滞型の疾患を診断するため）
● ルーチン検査（無症状の肝臓疾患を見つけるため）

ちょっとくわしい説明

アルコールの多飲や薬剤の服用により、肝臓でγ-GT の産生が亢進し血中濃度が上昇します。胆汁うっ滞をきたす疾患でも、**胆汁への排泄障害**により血中濃度が上昇します。γ-GTP とよぶこともありますが、現在の正式な呼称はγ-GT です。

アルコール性肝障害の指標として広く知られているので、患者さんから「今日のガンマはどうだった？」と聞かれることもよくあります。

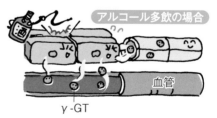

アルコール多飲の場合

血管

γ-GT

肝臓でのγ-GT 産生が亢進し、血中濃度が上がる

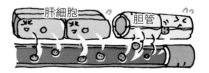

胆汁うっ滞の場合

肝細胞　胆管

胆汁への排泄がうまくいかず、血中濃度が上がる

患者さんのデータが基準値を外れているときのアセスメント

●診断の目的で検査をしているとき

慢性的な飲酒習慣があり、中等度高値（100〜200 U/L 前後）が持続しているときは、**アルコール性肝障害**を疑います（**❶**）。AST・ALT に比較して γ-GT の上昇が目立つことも特徴です。薬剤を服用中であれば、**薬剤性肝障害**の可能性も考えます（**❷**）。原因薬剤を開始して2〜3か月以内に発症することが多いです。

黄疸があり、γ-GT や ALP（P.36）の上昇が目立つときは、**胆汁うっ滞型の疾患**（閉塞性黄疸、原発性胆汁性肝硬変症など）を考えます（**❸**）。腹部超音波検査で胆管の拡張を認めます。

●経過観察の目的で検査をしているとき

アルコール性肝障害の経過を γ-GT の増減で判断します（**❹**）。一般に入院後は（アルコールを飲まないので）しだいに低下しますが、外来通院中などに大量飲酒すると γ-GT は高度高値（500U/L 以上）となることもあります。

■γ-GT のアセスメント

❶飲酒習慣があるとき

生化学検査の結果	あわせてみる所見・検査	考えられる疾患・病態
γ-GTが高値	AST・ALTの上昇は比較的軽度 ウイルス性肝炎を除外	アルコール性肝障害

❷薬剤を服用中のとき

生化学検査の結果	あわせてみる所見・検査	考えられる疾患・病態
γ-GTが高値	AST・ALTの上昇は比較的軽度 ウイルス性肝炎を除外	薬剤性肝障害

❸黄疸があるとき

生化学検査の結果	あわせてみる所見・検査	考えられる疾患・病態
γ-GTが高値	AST・ALTの上昇は比較的軽度 ウイルス性肝炎を除外、 アルカリホスファターゼ（ALP）高値、 ビリルビン高値、 画像検査	閉塞性黄疸 原発性胆汁性肝硬変症

❹アルコール性肝障害で治療中のとき

生化学検査の結果	考えられる疾患・病態
高値だった γ-GTが低下	軽快傾向

観察・看護のポイント

受け持ち患者さんの γ-GT が高値であれば**飲酒習慣**を確認し、生活指導の方法を考えてみましょう。ただし、飲酒や喫煙は「わかっているけどやめられない」という人がほとんどです。あまり頭ごなしに指導すると逆効果のことが多いので注意してください。

なお、飲酒歴があってもアルコール性と決めつけずに、**薬剤の服用歴**などを確認することも大切です。

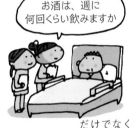

お酒は、週に何回くらい飲みますか

だけでなく

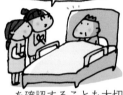

今、飲んでいるお薬はありますか

を確認することも大切

❸ アルカリホスファターゼ（ALP）

基準値と高値・低値で考えられる疾患や病態

基準値		
□アルカリホスファターゼ（ALP） 100〜350 U/L	高値	● 胆道疾患、肝臓疾患、骨疾患 ● 小児では成人の4〜6倍となる

ひとことで言うと、どんな検査？

肝胆道疾患や骨疾患などさまざまな病態を診断するための検査です。

どんなときに、何をみるために行う検査？

● 黄疸のあるとき（胆汁うっ滞型の疾患を診断するため）
● 骨症状のあるとき（骨疾患を診断するため）
● 生殖器異常のあるとき（セミノーマを診断するため）

ちょっとくわしい説明

アルカリホスファターゼ（ALP）は**胆道系**、**肝臓**、**骨**、**胎盤**などに含まれている**酵素**です。胆汁うっ滞により ALP の排泄が障害されて血中濃度が上昇します。それ以外にも、肝炎で ALP の産生亢進、骨疾患で骨新生、生殖器腫瘍による産生など、さまざまな病態で ALP は高値となります。**アイソザイム（ALP1〜ALP6）の測定**が鑑別診断に役立ちます。

患者さんのデータが基準値を外れているときのアセスメント

● 診断の目的で検査をしているとき

黄疸があり、**ALP 1（ALP 2）**が上昇しているときは、**胆汁うっ滞を呈する疾患**（閉塞性黄疸、原発性胆汁性肝硬変症など）を疑います。γ-GT の上昇を伴います（❶）。

全身倦怠感などがあり、**ALP 2（ALP 1）**が上昇しているときは**肝臓疾患**（肝炎）を疑います（❷）。

骨症状があり、**ALP 3** が上昇しているときは、**前立腺がんの骨転移**や**副甲状腺機能亢進症**を疑います。骨 X 線検査、腫瘍マーカー（PSA）、ホルモン検査などを行います（❸）。

生殖器に異常があり、**ALP 4** が上昇しているときは、セミノーマなどの**生殖器腫瘍**を疑います（❹）。

● 経過観察の目的で検査をしているとき

原因疾患が軽快すれば ALP は**低下**してきますが、ALP を治療効果の判定に使用することはありません。

 注意点 妊娠中や潰瘍性大腸炎でも ALP が上昇することがあります。また、**小児は ALP の値が成人より高く、年齢に応じて基準値が異なりますので注意が必要**です。

■アルカリホスファターゼ（ALP）のアセスメント

❶黄疸があるとき

生化学検査の結果	あわせてみる所見・検査	考えられる疾患・病態
ALP1（2）が高値	AST・ALTの上昇は比較的軽度、ウイルス性肝炎を除外、ビリルビン高値、γ-GT高値、画像検査	閉塞性黄疸 原発性胆汁性肝硬変症

❷全身倦怠感などで肝臓疾患を疑うとき

生化学検査の結果	あわせてみる所見・検査	考えられる疾患・病態
ALP 2（1）が高値	AST・ALT高値、ウイルスマーカー、画像検査	肝臓疾患（肝炎）

❸骨症状があるとき

生化学検査の結果	あわせてみる所見・検査	考えられる疾患・病態
ALP 3が高値	骨X線検査、腫瘍マーカー（PSA）、副甲状腺ホルモン	骨転移（前立腺がん） 副甲状腺機能亢進症

❹生殖器に異常があるとき

生化学検査の結果	あわせてみる所見・検査	考えられる疾患・病態
ALP 4が高値	画像検査	セミノーマ

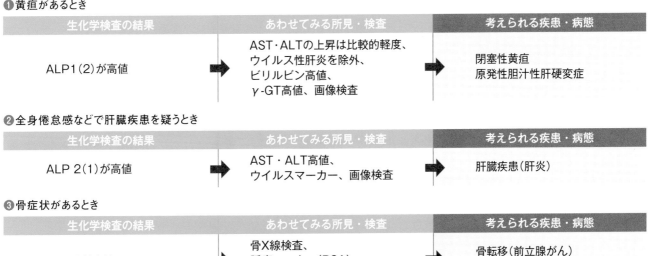

観察・看護のポイント

　ALPは必ずしもルーチン検査に含まれていません。主治医がどのような症状から何を疑って検査をしたのか考えてみてください。ALP高値のときはアイソザイムに注目することが大切です。

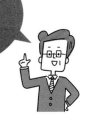

> 健常人の血清中はALP2とALP3が大部分を占めます

❹乳酸脱水素酵素（LD、LDH）

基準値と高値・低値で考えられる疾患や病態

	基準値	
	□乳酸脱水素酵素（LD、LDH）120〜220 U/L	**高値** ➡ ●心筋梗塞、溶血、肺梗塞、筋肉疾患、肝臓疾患、血液腫瘍、がん

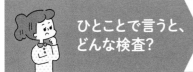

ひとことで言うと、どんな検査？　重篤な疾患が隠れていないかを調べる検査です。入院時のルーチン検査や健康診断の項目にも必ず含まれています。

| どんなときに、何をみるために行う検査？ | ● ルーチン検査（無症状のさまざまな疾患を見つけるため） |

● ルーチン検査（無症状のさまざまな疾患を見つけるため）
● リンパ節腫脹や血球異常のあるとき（血液疾患を診断するため）
● 悪性リンパ腫の治療中のとき（治療効果を判定するため）
● 心筋梗塞の発作のとき（発作後の時間を推測するため）

ちょっとくわしい説明

乳酸脱水素酵素（LD）は全身の臓器にひろく存在する酵素です。心筋梗塞、肺梗塞などさまざまな疾患で臓器が障害されると、細胞が破壊されて LD が血液中に漏れ出てきます。悪性腫瘍では腫瘍細胞が LD を産生して血中濃度が上昇することもあります。LDH ともよばれます。

鑑別診断にはアイソザイムの測定が有用です。健常者の血液中には表4の割合で存在します。

表4	乳酸脱水素酵素（LD・LDH）のアイソザイムの割合
LD1	20～30%
LD2	30～40%
LD3	20～25%
LD4	5～10%
LD5	5～10%

患者さんのデータが基準値を外れているときのアセスメント

● 診断の目的で検査をしているとき

LD が高値だけでは疾患や病態の特定はできないので、他の検査データや自覚・他覚症状を注意深く観察することが大切です。アイソザイムもチェックします。

胸痛があり、LD1・2 が高値であれば、心筋梗塞を疑います（❶）。心電図異常、他の心筋マーカーの上昇を伴います。心筋梗塞では発作の 8 ～ 12 時間後より LD が上昇し、2 ～ 3 日でピークとなります。

貧血があり、LD1・2 が高値であれば、溶血性貧血を疑います（❷）。網状赤血球増加やハプトグロビンの減少などを伴います。

リンパ節腫脹や血球異常があって、LD2・3 が高値であれば、血液悪性腫瘍を疑います（❸）。リンパ節生検や骨髄検査で診断します。

呼吸器症状があって、LD2・3 が高値であれば、肺梗塞を疑います（❹）。造影 CT で診断します。心筋梗塞と異なり AST の上昇は少ないのが特徴です。そのほか、筋肉疾患でも LD2・3 が高値となります。

AST・ALT が高値で、LD5 が高値であれば肝臓疾患を疑います（❺）。

ルーチン検査などで LD2 ～ 5 が高値であることがわかったときは、さまざまな悪性腫瘍の可能性があります。画像検査や腫瘍マーカーによる精査が必要です（❻）。

なお、簡便な方法として、LD／AST 比が診断の参考になる場合があります。10 以上は溶血性疾患、悪性リンパ腫、悪性腫瘍など、10 未満は肝臓疾患の可能性が高いと言われていますが、あくまでもめやすのひとつです。

● 経過観察の目的で検査をしているとき

悪性リンパ腫では LD の変化が経過観察や治療効果の判定に役立ちます（❼）。

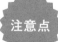

注意点　採血後に採血管のなかで溶血して、LD が高値となることがあります。患者さんの体のなかの異常ではないので注意が必要です。このような試験管内溶血の際は AST やカリウムの値も上昇します。

■乳酸脱水素酵素（LD）のアセスメント

❶胸痛があるとき

生化学検査の結果	あわせてみる所見・検査	考えられる疾患・病態
LD 1・2高値	➡ 心電図、他の心筋マーカー	➡ 心筋梗塞（発作8〜12時間後以降）

❷貧血のあるとき

生化学検査の結果	あわせてみる所見・検査	考えられる疾患・病態
LD 1・2高値	➡ 網状赤血球増加、ハプトグロビン減少	➡ 溶血性貧血

❸血球異常、リンパ節腫脹のあるとき

生化学検査の結果	あわせてみる所見・検査	考えられる疾患・病態
LD 2・3高値	➡ 骨髄検査、リンパ節生検	➡ 白血病 悪性リンパ腫

❹呼吸器症状のあるとき

生化学検査の結果	あわせてみる所見・検査	考えられる疾患・病態
LD 2・3高値	➡ 肺の造影CT	➡ 肺梗塞

❺全身倦怠感などで肝臓疾患を疑うとき

生化学検査の結果	あわせてみる所見・検査	考えられる疾患・病態
LD 5高値	➡ AST・ALT高値	➡ 肝臓疾患

❻ルーチン検査の結果

生化学検査の結果	あわせてみる所見・検査	考えられる疾患・病態
LD 2〜5高値	➡ 画像検査、腫瘍マーカー、生検	➡ 各種の悪性腫瘍

❼悪性リンパ腫で治療中のとき

生化学検査の結果	考えられる疾患・病態
LDが低下	➡ 治療効果あり

採血管内の溶血で上昇することもあるので注意！

観察・看護のポイント

　ひとつの検査値の異常から疾患や病態を正確に診断できることはまれです。LDやALPが高値の場合は、原因疾患を診断するために主治医がさまざまな検査をしているはずです。どのような疾患の可能性を考えて、どのような検査を行っているのか、主治医の視点に立って考えてみましょう。

　検査が続いて不安な患者さんに対して、**検査の目的**などをしっかりと説明し、**検査結果を丁寧に説明する**のも看護師の大切な仕事です。

❺ アミラーゼ（AMY）

基準値と高値・低値で考えられる疾患や病態

	基準値	
●慢性膵炎末期	低値 □アミラーゼ（AMY） 40〜130 U/L	高値 ●膵臓疾患、唾液腺疾患

| ひとことで言うと、どんな検査？ | 膵臓（すいぞう）疾患をみるための検査です。 |

| どんなときに、何をみるために行う検査？ | ●腹痛のあるとき（膵炎を診断するため） |

ちょっとくわしい説明

アミラーゼ（AMY）は膵臓から分泌される**消化酵素**であり、膵組織の破壊や膵液の排泄障害により血中に漏れ出て濃度が上昇します。アミラーゼは**唾液にも含まれる**ので、唾液腺（だえきせん）疾患でも血中濃度が上昇します。腎不全でも排泄障害で上昇することがあります。

鑑別診断には**膵臓型（P型）と唾液腺型（S型）のアイソザイムの測定**が有用です。健常者では**図12**の割合で存在します。

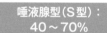 図12 アミラーゼのアイソザイムの割合

| 膵臓型（P型）：
30〜60% | 唾液腺型（S型）：
40〜70% |

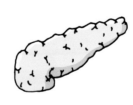
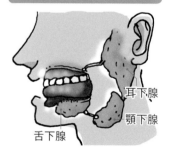

耳下腺
顎下腺
舌下腺

患者さんのデータが基準値を外れているときのアセスメント

●診断の目的で検査をしているとき

上腹部痛があって、アミラーゼ（P型）が**急速に上昇**しているときは、**急性膵炎あるいは慢性膵炎の急性増悪**です（❶）。発症後2〜12時間で上昇を始めて、12〜72

時間でピークとなります。**アミラーゼの上昇度と膵炎の重症度は必ずしも一致しません。**腹部CTで炎症や壊死（えし）の範囲を診断します。動脈血液ガス、低Ca血症、血小板数、ショック症状などにより重症度を判定します。

アミラーゼ（P型）が**慢性的に高値**のときは、**慢性膵炎**

や**膵臓がん**を疑います。画像検査（MRCP）や腫瘍マーカー（CA19-9）を検査します。慢性膵炎では消化吸収不良や糖尿病の合併を調べることも大切です。

上腹部痛がなく、アミラーゼ（S型）が高値のときは、唾液腺疾患です（**②**）。これらが否定的なときは、腎不全によるアミラーゼの排泄障害や、肺がんなどによるアミラーゼの異所性産生の可能性を考えます。

●**経過観察の目的で検査をしているとき**

左記のようにアミラーゼの上昇度と重症度は一致しませんが、急性膵炎が軽快すれば（アミラーゼは半減期が短いので）数日で正常化してきます（**③**）。

慢性膵炎で病状が進行すると（膵組織が荒廃して）アミラーゼがしだいに低下してくることがあります（**④**）。

■アミラーゼ（AMY）のアセスメント

❶上腹部痛があるとき

生化学検査の結果		あわせてみる所見・検査		考えられる疾患・病態
アミラーゼ（P型）高値 （急速な上昇）	➡	腹部CT、動脈血液ガス分析、 低カルシウム血症	➡	急性膵炎 慢性膵炎の急性増悪
アミラーゼ（P型）高値 （慢性的に持続）	➡	画像検査、腫瘍マーカー	➡	慢性膵炎、膵臓がん、 膵石

❷上腹部痛がないとき

生化学検査の結果		あわせてみる所見・検査		考えられる疾患・病態
アミラーゼ（S型）高値	➡	画像検査	➡	唾石、耳下腺炎
アミラーゼ（S型/P型）高値	➡	腎機能検査	➡	腎不全
アミラーゼ高値	➡	画像検査	➡	悪性腫瘍（肺がん、卵巣がん）

❸急性膵炎で治療中のとき

生化学検査の結果		考えられる疾患・病態
アミラーゼ（P型）が しだいに低下	➡	軽快傾向

❹慢性膵炎で治療中のとき

生化学検査の結果		考えられる疾患・病態
アミラーゼ（P型）が しだいに低下	➡	病状の進行を示唆

 ## 観察・看護のポイント

膵炎はアルコール過飲や胆石症などが原因になります。患者さんには**飲酒歴や胆石の既往の有無**を確認してください。また、腹痛の様子（前屈で痛みが軽減するのが特徴）も観察しましょう。退院前は**禁酒や脂肪食制限の指導**も大切です。

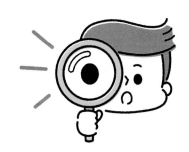

❻クレアチンキナーゼ（CK、CPK）

基準値と高値・低値で考えられる疾患や病態

基準値	
□クレアチンキナーゼ （CK、CPK） 60〜250 U/L（男性） 50〜170 U/L（女性）	高値 ●心筋梗塞、筋肉疾患

ひとことで言うと、どんな検査？	心筋梗塞と筋肉疾患をみるための検査です。
どんなときに、何をみるために行う検査？	●胸痛があるとき（心筋梗塞を診断するため） ●筋肉症状があるとき（筋肉疾患を診断するため）

ちょっとくわしい説明

クレアチンキナーゼ（CK）は**筋肉**（心筋、骨格筋、平滑筋）と脳に存在する酵素です。心臓や筋肉が破壊されると、血液中に漏れ出てきます。CPK ともよばれます。鑑別診断には、**図13** のアイソザイムの測定が有用です。

健常人の血清中に存在するのは、ほぼCK-MMです

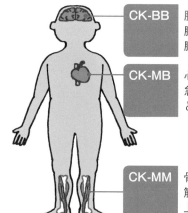

図13 CKのアイソザイム

CK-BB 脳由来
脳実質障害（脳血管疾患、脳挫傷）などで上昇

CK-MB 心筋由来
急性心筋梗塞、心筋症などで上昇

CK-MM 骨格筋由来
筋肉疾患、筋損傷などで上昇

患者さんのデータが基準値を外れているときのアセスメント

●診断の目的で検査をしているとき

　胸痛を訴えて **CK** が高値のときは心筋梗塞です（**❶**）。心電図と心筋マーカーをチェックします。**高齢者は心筋**

梗塞でも**胸痛を訴えない**こともあるので、重篤感があって CK が高値のときは**心電図**を確認すべきです。発作の2〜4時間後より CK-MB が上昇し、**24時間前後でピーク**となります。CK の上昇度は梗塞範囲の大きさを反

映します。

筋症状（脱力、筋痛）があって、**CK-MM が高値**のときは筋肉疾患です（**❷**）。脂質異常症の治療薬であるスタチン系薬剤は**横紋筋融解症の副作用**があるので、服薬歴の確認も行います。甲状腺機能低下症（二次性ミオパチーにより CK 上昇）の鑑別も必要です。

脳血管疾患などで CK-BB が高値となりますが、症状や画像検査で診断するので、CK-BB が臨床的に問題になることはありません（**❸**）。

●経過観察の目的で検査をしているとき

筋肉疾患では CK の変動が経過観察に役立つことがあります。

注意点 採血前の運動や筋肉注射の影響で（患者さんに疾患がなくても）CK が高値となることがあるので、採血前の様子を確認することも大切です。

■ **クレアチンキナーゼ（CK、CPK）のアセスメント**

❶ 胸痛があるとき、高齢者で重篤感のあるとき

生化学検査の結果	あわせてみる所見・検査	考えられる疾患・病態
CK-MB高値	心電図、他の心筋マーカー	心筋梗塞（発作2〜4時間後以降）

❷ 筋肉症状があるとき

生化学検査の結果	あわせてみる所見・検査	考えられる疾患・病態
CK-MM高値	筋電図、筋生検	筋肉疾患

❸ 神経症状があるとき

生化学検査の結果	あわせてみる所見・検査	考えられる疾患・病態
CK-BB高値	頭部CT、MRI	脳血管疾患

 観察・看護のポイント

心筋梗塞の患者さんでは**危険因子（脂質異常症、糖尿病、高血圧、喫煙歴など）の有無**を確認してみましょう。急性期は**全身管理と合併症の対策**が最優先ですが、早期からの**心臓リハビリテーション**や家族を含めた**精神的サポート**も大切です。

心臓カテーテル検査・治療のあとは、**穿刺部の止血の確認**、**末梢部の動脈拍動の確認**、**尿量の確認**など、看護師が行うべきことは数多くあります。

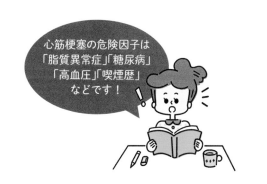
心筋梗塞の危険因子は「脂質異常症」「糖尿病」「高血圧」「喫煙歴」などです！

血清タンパク

総タンパク（TP）、アルブミン（Alb）、タンパク分画

基準値と高値・低値で考えられる疾患や病態

基準値
□総タンパク（TP） 　6.5〜8.0 g/dL タ┌□Alb　60〜70% ン│□α₁-glb　2〜3% パ│□α₂-glb　5〜10% ク│□β-glb　7〜10% 分│□γ-glb　10〜20% 画└ □アルブミン（Alb） 　4.0〜5.0 g/dL

● アルブミン低値のときは低栄養、肝硬変、ネフローゼ症候群 ←**低値**

高値→ ● γグロブリン高値のときは多発性骨髄腫、慢性炎症、膠原病

ひとことで言うと、どんな検査？

栄養状態や肝臓の機能などをみるための検査です。入院時のルーチン検査や健康診断の項目にも必ず含まれています。

どんなときに、何をみるために行う検査？

● 栄養状態を評価するとき（低栄養を診断するため）
● 浮腫のあるとき（原因を診断するため）
● 肝硬変のとき（重症度を判定するため）
● 貧血と骨病変があるとき（多発性骨髄腫を診断するため）
● ルーチン検査（無症状の低栄養などを見つけるため）

ちょっとくわしい説明

　血清中のタンパク成分は、電気泳動法にての5分画に分けられます（**図14**）。

　総タンパク（TP）の減少は、**アルブミン（Alb）の減少**に起因します。低栄養ではタンパク摂取量の不足、肝障害では肝臓でのアルブミン合成の障害、ネフローゼ症候群では尿中へのタンパク質の異常排泄によって、アルブミンの血中濃度が低下します。低アルブミン血症は膠質浸透圧の低下を引き起こし、**浮腫や腹水**の原因となります。

　総タンパクの増加は、**γグロブリン（γ-glb）の増加**に起因します。多発性骨髄腫などでは腫瘍細胞がγグロブリンを産生するため、γグロブリンの血中濃度が上昇します。

図14 血清中のタンパク成分

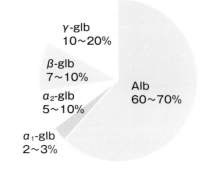

γ-glb
10〜20%

β-glb
7〜10%

α₂-glb
5〜10%

α₁-glb
2〜3%

Alb
60〜70%

患者さんのデータが基準値を外れているときのアセスメント

●診断の目的で検査をしているとき

栄養状態の評価でアルブミンが **3.5g/dL 未満**は**低栄養状態**と判断します（**①**）。ただし、アルブミンは半減期が長いので、**短期間の栄養状態の悪化は反映しません**。

浮腫や腹水があって、**アルブミンが低値**であれば、**肝硬変やネフローゼ症候群**の有無を検索します（**②**）。

貧血と骨病変がある高齢者で、**高γグロブリン血症**があれば**多発性骨髄腫**を疑います。免疫電気泳動で M タンパクが証明できれば、精密検査（免疫グロブリン、骨髄検査）で診断を行います（**③**）。

●経過観察の目的で検査をしているとき

肝硬変の経過中では、アルブミン、PT 活性、ビリルビン濃度などを使用して重症度を判定します（P.114 表6）（**④**）。

慢性腎疾患の経過中にタンパク尿が 1 日に 3.5g 以上となり、アルブミンが **3.0g/dL 以下**まで低下するとネフローゼ症候群と診断します（P.118 表9）（**⑤**）。

> **注意点** 慢性炎症でも反応性にγグロブリンが増加しますが、総タンパクの有意な増加までは起こしません。

■ 血清タンパクのアセスメント

❶ 栄養状態を評価するとき

生化学検査の結果	あわせてみる所見・検査	考えられる疾患・病態
アルブミン(Alb) <3.5g/dL	体重減少	低栄養状態

❷ 浮腫や腹水があるとき

生化学検査の結果	あわせてみる所見・検査	考えられる疾患・病態
アルブミンが低値	肝機能検査、タンパク尿	肝硬変、ネフローゼ症候群

❸ 高齢者で貧血と骨病変があるとき

生化学検査の結果	あわせてみる所見・検査	考えられる疾患・病態
γグロブリンが高値	Mタンパク、免疫グロブリン、骨髄検査	多発性骨髄腫

❹ 肝硬変の経過中のとき

生化学検査の結果	あわせてみる所見・検査	考えられる疾患・病態
アルブミンが低値	ビリルビン高値、PT延長、腹水、肝性脳症	非代償期

❺ 慢性腎疾患の経過中のとき

生化学検査の結果	あわせてみる所見・検査	考えられる疾患・病態
アルブミン ≦3.5mg/dL	タンパク尿 （1日3.5g以上）	ネフローゼ症候群

観察・看護のポイント

アルブミンの低値から低栄養状態と判断されれば、院内の**栄養サポートチーム（NST）**が栄養管理や栄養食事指導を行います。多職種（看護師、医師、管理栄養士、薬剤師、臨床検査技師など）が連携し

て取り組む代表的な**チーム医療**です。

なお、栄養状態はアルブミンなどの検査値に加えて、**身体計測**（BMI、皮下脂肪厚など）、**体重変化**、**食事摂取量**などで総合的に評価します。

窒素化合物

❶クレアチニン（Cr）、血中尿素窒素（BUN）

▎基準値と高値・低値で考えられる疾患や病態

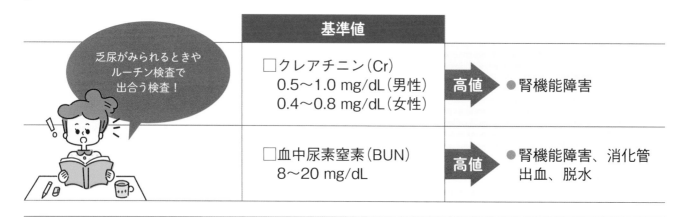

吸尿がみられるときやルーチン検査で出合う検査！

基準値		
□クレアチニン（Cr） 0.5〜1.0 mg/dL（男性） 0.4〜0.8 mg/dL（女性）	高値	●腎機能障害
□血中尿素窒素（BUN） 8〜20 mg/dL	高値	●腎機能障害、消化管出血、脱水

ひとことで言うと、どんな検査?　　腎臓の機能を迅速にみるための検査です。

どんなときに、何をみるために行う検査?
- ●乏尿や浮腫などから腎機能低下を疑ったとき（腎臓疾患を診断するため）
- ●腎臓疾患の治療中のとき（治療効果や経過を判断するため）
- ●ルーチン検査（無症状の腎機能低下を見つけるため）

▎ちょっとくわしい説明

　クレアチニン（Cr）や尿素は**体内で生じる代謝産物**であり、不要になったものは尿中に排泄されます。**腎機能が低下**すると尿中排泄が障害されて**血中濃度が上昇**します。Cr のほうが（腎臓以外の影響が少ないため）、腎機能の指標として優れています。

　なお、血中尿素窒素（BUN）は**血液中の尿素の量を窒素量で示したもの**です。

▎患者さんのデータが基準値を外れているときのアセスメント

●診断の目的で検査をしているとき

　尿量が減少して、Cr が**急激**（1 日に 0.5mg/dL 以上）**に上昇**するときは**急性腎不全**です（❶）。高カリウム血症は致死的なので、カリウムの値もチェックします。

尿比重やほかの検査から、腎前性、腎性、腎後性の鑑別を行って、早急に治療を行います（**図15**）。

　慢性的な高値であれば**慢性腎不全**です。原因疾患として、IgA 腎症を疑って血清 IgA を、糖尿病腎症を疑って HbA1c などをチェックします。

●**経過観察の目的で検査をしているとき**

急性腎不全で高値であったCrが低下してくれば、**回復期に向かっているサインです（❷）**。

慢性腎不全ではCrの値などから臨床病期を判断します。病初期は基準内～軽度高値ですが、第Ⅲ期以降は急速に上昇します（❸）。Crが**8mg/dL以上**となると**透析療法の適応となります**（P.117 表8）。

なお、BUNも腎機能検査ですが、**腎臓以外の原因でも上昇**します。Crに比較してBUNのみが高値のときは**消化管出血や脱水を疑います（❹）**。

■クレアチニン（Cr）、血中尿素窒素（BUN）のアセスメント

❶乏尿や浮腫があって腎機能障害を疑うとき

生化学検査の結果	あわせてみる所見・検査	考えられる疾患・病態
Crが急速に上昇（1日に0.5mg/dL以上）	高カリウム血症、尿検査、腹部超音波検査	急性腎不全
Crが慢性的に高値	クレアチニンクリアランス（Ccr）、腎生検	慢性腎不全

❷急性腎不全の治療中のとき

生化学検査の結果	考えられる疾患・病態
高値だったCrが低下	回復期

❸慢性腎不全で治療中のとき

生化学検査の結果	あわせてみる所見・検査	考えられる疾患・病態
Crがしだいに上昇	Ccr、電解質異常	病期の進行

● Cr 8mg/dL以上で透析療法を考慮する

❹BUNのみが上昇のとき

生化学検査の結果	あわせてみる所見・検査	考えられる疾患・病態
BUN高値	貧血、ナトリウム	消化管出血、脱水

図15 急性腎不全の分類

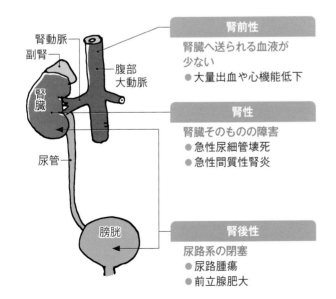

腎動脈
副腎
腎臓
腹部大動脈
尿管
膀胱

腎前性
腎臓へ送られる血液が少ない
●大量出血や心機能低下

腎性
腎臓そのものの障害
●急性尿細管壊死
●急性間質性腎炎

腎後性
尿路系の閉塞
●尿路腫瘍
●前立腺肥大

観察・看護のポイント

急性腎不全では**全身状態、意識状態、尿量を**しっかり観察しましょう。乏尿が3日以上持続するときは一時的な**透析療法**の適応となります。

慢性腎不全では栄養食事療法（**カリウム、リン、塩分の制限**）が大切です。

❷クレアチニンクリアランス（Ccr）

基準値と高値・低値で考えられる疾患や病態

		基準値	
●腎機能障害	◀ 低値	□クレアチニンクリアランス（Ccr） 80〜140 mL/分	

ひとことで言うと、どんな検査？

腎臓の機能をくわしくみるための検査です。

どんなときに、何をみるために行う検査？

● 慢性腎不全（慢性腎臓病）の治療中のとき（経過を判断するため）
● 手術や抗がん剤治療の前検査のとき（軽度の腎機能低下を発見するため）

ちょっとくわしい説明

クレアチニンクリアランス（Ccr）は**糸球体濾過量**（GFR：腎臓が**1分間に濾過できる血液量**）を反映します。血中クレアチニン（Cr）濃度、尿中Cr濃度、1分間の尿量から計算します（**図16**）。血中Cr濃度のみを用いる簡易法もありますが、あくまでもめやすです。

腎機能（糸球体濾過量）が障害されると、敏感に反応して**低下**します。Crと異なり、慢性腎不全（慢性腎臓病）の病初期より異常値となり、病期の進行とともに**直線的に低下**します（**図17**）。

図16　Ccrの計算法

$$クレアチニンクリアランス = \frac{尿中Cr濃度 \times 1分間の尿量}{血中Cr濃度}$$

$$*1分間の尿量 = \frac{1日尿量}{(60 \times 24)}$$

$$クレアチニンクリアランス（簡易法）= \frac{(140 - 年齢) \times 体重}{72 \times 血中Cr濃度}$$

女性：上記に0.85をかける

図17　慢性腎不全の病期とCcrの変化

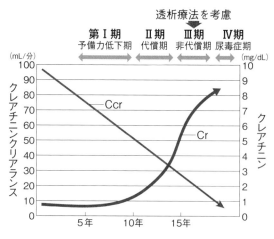

●くわしい病期については P.117 表8 を参照

患者さんのデータが基準値を外れているときのアセスメント

●診断の目的で検査をしているとき

抗がん剤治療の前検査などでCcrが低下している場合は、**腎機能の予備力が低下**していると判断して、抗がん剤の投与量を減量します（**❶**）。

●経過観察の目的で検査をしているとき

慢性腎不全（慢性腎臓病）の治療中に、Ccrが50〜80mL/分であれば第Ⅰ期、30〜50mL/分であれば第Ⅱ期、10〜30mL/分であれば第Ⅲ期、10mL/分以下であれば第Ⅳ期を示します（P.117 表8）（**❷**）。ただし、病期の決定や透析療法の適応はほかの検査データや症状から総合的に最終判断します。

■クレアチニンクリアランス（Ccr）のアセスメント

❶抗がん剤治療などの前検査のとき

生化学検査の結果	考えられる疾患・病態
Ccrが低値	腎機能の予備力低下

●抗がん剤の投与量を減量する

❷慢性腎不全の治療中のとき

生化学検査の結果	あわせてみる検査・所見	考えられる疾患・病態
Ccrがしだいに低下	クレアチニン、電解質、動脈血液ガス分析、高血圧	病期の診断

●病期が第Ⅲ期以降の場合、透析療法の適応となる

観察・看護のポイント

Ccrの測定には、1分間の尿量を計算するために**24時間の蓄尿**が必要です。蓄尿の方法（排便時の尿も捨てないなど）を患者さんにきちんと説明することが大切です。

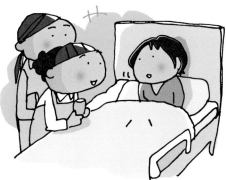

●排便時を含め24時間すべての尿を蓄尿する

●1回でも忘れると、正確な検査とならず再検査となることを伝える

❸尿酸（UA）

基準値と高値・低値で考えられる疾患や病態

	基準値		
	□尿酸（UA） 3.5～7.0 mg/dL（男性） 2.5～6.0 mg/dL（女性）	高値	●痛風、腫瘍崩壊症候群、腎不全

ひとことで言うと、どんな検査？

痛風（つうふう）の検査です。

どんなときに、何をみるために行う検査？

●関節炎などから痛風を疑ったとき（痛風を診断するため）
●高尿酸血症や痛風の治療中のとき（治療効果を判定するため）
●抗がん剤治療後のとき（腫瘍崩壊症候群を発見するため）
●ルーチン検査（無症状の高尿酸血症を見つけるため）

ちょっとくわしい説明

尿酸（UA）は核酸（かくさん）を構成するプリン体の代謝産物（たいしゃさんぶつ）で、尿中に排泄されます。高プリン体の摂食、肥満などによる体内での産生過剰、排泄の障害などにより、尿酸の血中濃度が上昇します。**高尿酸血症**により**急性関節炎発作**を起こしたものが**痛風**です。

また、**抗がん剤投与**により腫瘍細胞が一気に壊れると、尿酸が上昇して急性腎不全を起こすことがあります（**腫瘍崩壊症候群**）。

患者さんのデータが基準値を外れているときのアセスメント

●診断の目的で検査をしているとき

健康診断やルーチン検査で**慢性的に尿酸が高値**の人は、**痛風の予備軍です（❶）**。高尿酸血症として治療を行います。尿路結石（にょうろけっせき）や腎障害を伴うこともあるので検査します。

急性関節炎発作（足の親指のつけ根が発赤腫脹して激痛）があり、高尿酸血症（**7mg/dL 以上**）があれば**痛風発作**です（❷）。発作は必ずしも尿酸が上昇したときに起こるとは限りません。

抗がん剤投与後に尿量が低下し、**尿酸が上昇**していれ

ば、腫瘍崩壊症候群による急性腎不全です（❸）。**早急な対応が必要です。**

●経過観察の目的で検査をしているとき

高尿酸血症では尿酸の値を指標にして、治療薬の種類や投与量を調整します（❹）。

注意点 利尿薬などで薬剤性に高尿酸血症を呈することがあります。また、慢性腎不全でも尿酸の尿中排泄の量が低下して尿酸値が高値となります。

■尿酸（UA）のアセスメント

❶健康診断やルーチン検査のとき

生化学検査の結果	あわせてみる所見・検査	考えられる疾患・病態
尿酸が高値	検尿、腎機能検査	高尿酸血症 高尿酸血症の合併症（尿路結石、腎障害）

❷急性関節炎があって痛風を疑うとき

生化学検査の結果	あわせてみる所見・検査	考えられる疾患・病態
尿酸が高値	CRP（C反応性タンパク）	痛風発作

❸抗がん剤投与後に尿量が低下したとき

生化学検査の結果	あわせてみる所見・検査	考えられる疾患・病態
尿酸が急速に上昇	尿量低下、クレアチニン上昇	腫瘍崩壊症候群（急性腎不全）

❹高尿酸血症の治療中のとき

生化学検査の結果	考えられる疾患・病態
尿酸が基準値に低下	コントロール良好

観察・看護のポイント

痛風発作の予防には栄養食事療法（**プリン体の制限**）、**禁酒**、**体重**のコントロールが大切です。

❹アンモニア（NH₃）

┃基準値と高値・低値で考えられる疾患や病態

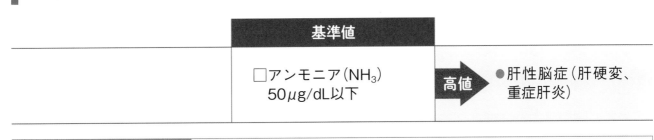

基準値		
□アンモニア（NH₃） 　50μg/dL以下	高値	●肝性脳症（肝硬変、重症肝炎）

ひとことで言うと、どんな検査？　肝性脳症の検査です。

どんなときに、何をみるために行う検査？　●重症肝障害の人が意識障害を呈したとき（肝性脳症を診断するため）

ちょっとくわしい説明

　食物中のタンパク質が腸内で腸内細菌により分解されてアンモニア（NH₃）を発生します。アンモニアは肝臓で尿素に変換され、尿中に排泄されます。

　高度の肝障害によってアンモニアの処理能力が低下すると、血中のアンモニア濃度が上昇して**肝性脳症**をきたします。

　門脈圧亢進症でも、門脈内のアンモニアが側副血行路（そくふくけっこうろ）から体循環に直接入るため血中濃度が上昇することがあります。

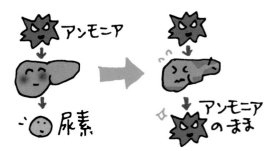

● タンパク質が分解されたとき、有害なアンモニアが生じるが通常は肝臓で無害な尿素に変換される

● 肝硬変などで肝機能が障害されている場合には変換が機能せず、血中のアンモニア濃度が上昇する

患者さんのデータが基準値を外れているときのアセスメント

● 診断の目的で検査をしているとき

　急性肝炎や肝硬変の経過中に意識障害をきたして、**高アンモニア血症**があるときは肝性脳症です。ただし、アンモニアの上昇度と脳症の重症度は必ずしも一致しません。**羽ばたき振戦**（しんせん）や**脳波異常**（三相波）（さんそうは）の有無を確認します。

● 経過観察の目的で検査をしているとき

　肝性脳症の治療中に**アンモニア濃度の変化**は経過を判断する手助けになります（絶対的なものではありません）。

注意点　アンモニアは採血後に時間がたって測定すると（赤血球からの遊離などで）濃度が上昇しますので、**採血直後に急いで検査室へ提出してください**。

■ アンモニア（NH₃）のアセスメント

急性肝炎や肝硬変の経過中に意識障害があるとき

生化学検査の結果	あわせてみる所見・検査	考えられる疾患・病態
アンモニアが高値	羽ばたき振戦、脳波異常	肝性脳症

 観察・看護のポイント

　肝性脳症の患者さんには、**低タンパク食、便秘予防、抗菌薬（カナマイシン）投与、ラクツロース投与**などが行われているはずです。その理由を理解して、栄養指導や服薬指導を行いましょう。

食物中のタンパク質は腸管内で腸内細菌によりアンモニアに変換されるので…

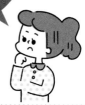

糖質

❶血糖（BS）

基準値と高値・低値で考えられる疾患や病態

	基準値	
●低血糖 ←**低値**	□血糖（BS） 80〜110 mg/dL	**高値**→ ●糖尿病、メタボリック症候群、内分泌疾患

ひとことで言うと、どんな検査？

糖尿病の診断や**低血糖発作**のときの検査です。

どんなときに、何をみるために行う検査？

- ●口渇感や尿糖から糖尿病を疑ったとき（糖尿病を診断するため）
- ●糖尿病の治療中に意識障害を起こしたとき（糖尿病性昏睡や低血糖を診断するため）
- ●特定健診（メタボリック症候群や予備軍を発見するため）
- ●ルーチン検査（無症状の糖尿病や予備軍を発見するため）

ちょっとくわしい説明

血糖（BS）とは**血液中のグルコース濃度**を測定したものです。腸管での食物からの糖質の吸収と肝臓での糖新生などにより血糖値は上昇し、末梢組織での糖利用により低下します。各種ホルモンにより血糖値は調節されており、**インスリン**は血糖値を下げて、**インスリン拮抗ホルモン**（コルチゾール、カテコラミン、グルカゴン、成長ホルモンなど）は血糖値を上げます。

インスリンの作用不足により高血糖となった病態が糖尿病です。ランゲルハンス島β細胞が破壊されてインスリンが枯渇した **1 型糖尿病**と、インスリンの分泌低下や作用不全によって起こる **2 型糖尿病**があります（**表5**）。

表5 1型糖尿病と2型糖尿病

	1型糖尿病	2型糖尿病
病態	●β細胞の破壊によるインスリンの絶対的欠乏	●インスリンの分泌低下や抵抗性（感受性の低下）
原因	●自己免疫（抗GAD抗体） ●特発性（ウイルス？）	●遺伝的素因 ●内臓肥満症　●過食 ●運動不足　●加齢
背景	●若年者に多い ●家族歴と無関係	●中高年に多い ●家系内発症が多い
治療	●インスリン療法	●食事　●運動 ●経口血糖降下薬 ●インスリン療法
頻度	●糖尿病患者の5%以下	●糖尿病患者の95%以上

患者さんのデータが基準値を外れているときのアセスメント

●診断の目的で検査をしているとき

空腹時血糖（FBS）が **126mg/dL 以上**あるいは随時（食後）血糖が **200mg/dL 以上**のときは、血糖値が**糖尿病型**と判定します（**❶**）。診断基準に基づき、HbA1cや症状と併せて、糖尿病の診断を行います（**図18**）。当日の検査だけで診断できないときは、後日に再度の検査を行うことになります。

特定検診で空腹時血糖が **110mg/dL 以上**のときは、**メタボリック症候群**の高血糖の基準を満たしています。診断基準に基づき、腹囲、血圧、脂質の値と併せて、メタボリック症候群の診断を行います（**図19**）。

内分泌疾患（クッシング症候群、褐色細胞腫、先端巨大症など）の症状があって、血糖が高値のときは、**インスリン拮抗ホルモンの過剰分泌**により高血糖の可能性があります（**❷**）。それぞれの疾患に特異的なホルモン検査や画像検査が必要です。

糖尿病の治療中でないのに低血糖発作を起こすときは、**インスリン産生腫瘍**（インスリノーマ）を疑って画像検査などを行います。

●経過観察の目的で検査をしているとき

糖尿病の治療中に意識障害をきたし、血糖が高度高値（**500mg/dL 以上**のことが多い）のときは、**糖尿病ケトアシドーシス**あるいは**高浸透圧高血糖症候群**です（**❸**）。両者の鑑別のために**尿ケトン体**などを検査しますが、治療法は同じ（インスリン持続点滴と輸液）ですので、**くわしい検査より治療を優先**します。

経口血糖降下薬やインスリン治療後に意識障害をきたし、血糖が低値（**70mg/dL 以下**）のときは**低血糖発作**です。早急に**糖分の補給**が必要です。

注意点 空腹時血糖の基準値は **80 ～ 110mg/dL 未満**ですが、健康診断などでは 100mg/dL 未満を理想的として、100 ～ 109mg/dL を正常高値と表現することがあります。

■血糖（BS）のアセスメント

❶健康診断、ルーチン検査、口渇感や尿糖陽性で糖尿病を疑ったとき

生化学検査の結果	あわせてみる所見・検査	考えられる疾患・病態
空腹時血糖（FBS）≧126mg/dL ➡	HbA1c（糖化ヘモグロビン）高値 ➡	糖尿病
空腹時血糖≧110mg/dL ➡	腹囲、血圧、脂質 ➡	メタボリック症候群

❷内分泌疾患があるとき

生化学検査の結果	あわせてみる所見・検査	考えられる疾患・病態
血糖が高値 ➡	ホルモン検査、画像検査 ➡	クッシング症候群、褐色細胞腫、先端巨大症
血糖が低値 ➡	画像検査 ➡	インスリノーマ

❸糖尿病の治療中に意識障害があるとき

生化学検査の結果	あわせてみる所見・検査	考えられる疾患・病態
血糖≧500mg/dL ➡	尿中ケトン体、血漿浸透圧、動脈血液ガス分析 ➡	糖尿病ケトアシドーシス 高浸透圧高血糖症候群
血糖≦70mg/dL ➡	頻脈、冷汗、意識障害 ➡	低血糖発作（血糖降下薬やインスリンの過剰）

図18 糖尿病の診断基準

A 下記のうち一つあれば
「血糖値が糖尿病型」
① 空腹時血糖値 126mg/dL以上
② 随時血糖値 200mg/dL以上
③ 75gOGTTの2時間値 200mg/dL以上

B 下記があれば
「HbA1cが糖尿病型」
① HbA1c 6.5％以上

C ① 口渇、多飲多尿
などがある
② 糖尿病網膜症が
ある

A + **B** ＝糖尿病 　　**A** + **C** ＝糖尿病

A のみ ➡ 後日の検査で **A** or **B** ＝糖尿病

B のみ ➡ 後日の検査で **A** ＝糖尿病

図19 メタボリック症候群の診断基準

ウエスト周囲径（臍部で測定）
男性 85cm以上
女性 90cm以上

▼ YES

① 脂質異常症
トリグリセリド≧150mg/dL
and/or
HDL-Ch＜40mg/dL
② 高血圧
収縮期血圧≧130mmHg
and/or
拡張期血圧≧85mmHg
③ 高血糖
空腹時血糖≧110mg/dL

2項目以上
を満たす ▶ メタボリック
症候群

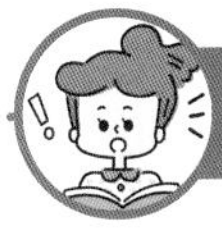

 観察・看護のポイント

　わが国において糖尿病の患者は非常に多く、日常診療で頻回に遭遇します。**服薬指導**、**糖尿病教室**、**フットケア**（P.120）など、看護師が深くかかわることが多くあります。

　また、低血糖になると空腹感、眠気、冷汗、頻脈、手指振戦、意識障害などを認めます。高度の低血糖発作は致死的であり、いかなる診療科の看護師も**意識消失患者において血糖のチェックを忘れてはいけません**。

❷ 75g経口ブドウ糖負荷試験（75gOGTT）

基準値と高値・低値で考えられる疾患や病態

基準値	
□負荷前の血糖 110 mg/dL未満 □2時間後の血糖 140 mg/dL未満	高値 ●糖尿病、境界型糖尿病

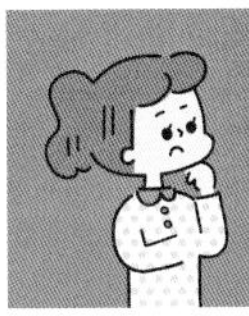

 ひとことで言うと、どんな検査？　軽症の糖尿病を早期に発見するための検査です。

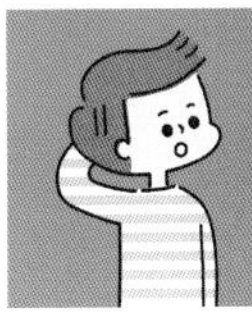

 どんなときに、何をみるために行う検査？
●口渇感や尿糖陽性などから糖尿病を疑ったとき（糖尿病を診断するため）
●糖尿病の病態を調べたいとき（インスリンの分泌能をみるため）

ちょっとくわしい説明

　軽症の糖尿病を見つけるための検査であり、既に糖尿病と診断された患者さんの経過観察で行うものではありません。

　10時間以上絶食した早朝に、**ブドウ糖75g**を含んだ液体を内服させます。負荷前（空腹時）、30分後、1時間後、2時間後に血糖を測定します（**図20**）。同時に**インスリンの血中濃度**（μU/mL）を測定すれば、下記の式よりインスリンの分泌能を推測することができます。インスリン分泌指数が0.4未満の場合は分泌能が障害されていることを意味します。

$$\text{インスリン分泌指数} = \frac{\text{30分後のインスリン濃度} - \text{負荷前のインスリン濃度（μU/mL）}}{\text{30分後の血糖} - \text{負荷前の血糖（mg/dL）}}$$

図20 75g経口ブドウ糖負荷試験の実施手順

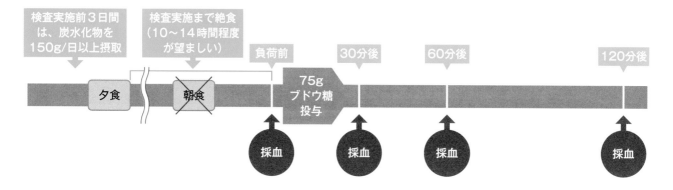

患者さんのデータが基準値を外れているときのアセスメント

●診断の目的で検査をしているとき

　負荷前（空腹時）の血糖が**126mg/dL以上**あるいは**負荷2時間後が200mg/dL以上**であれば、血糖値が糖尿病型です（**❶**）。診断基準に基づき、HbA1cなどと併せて、糖尿病の診断を行います（P.55 図18）。

　負荷前の血糖が**110mg/dL未満**かつ**負荷2時間後**が**140mg/dL未満**であれば正常型です。それ以外は境界型となります。また、正常型でも負荷1時間後が**180mg/dL以上**の場合は境界型と判断します。この境界型の判定ができるところが、75gOGTTが軽症な糖尿病の発見に適している理由です（**表6**）。

　インスリン分泌指数が低下しているときは、1型糖尿病や2型糖尿病の進行期を疑います（**❷**）。

■75g経口ブドウ糖負荷試験（75gOGTT）のアセスメント

❶糖尿病を疑ったとき

生化学検査の結果	考えられる疾患・病態
負荷前・1時間後・2時間後の血糖値 ➡	糖尿病型、境界型、正常型

●糖尿病型でHbA1c 6.5%以上なら糖尿病と診断する
●境界型では生活指導を行って注意深く経過観察をする

❷糖尿病のくわしい検査を行うとき

生化学検査の結果	考えられる疾患・病態
インスリン分泌指数<4.0 ➡	1型糖尿病、2型糖尿病の進行期

表6 75gOGTTの判定基準

負荷前（空腹時）		負荷後2時間		判定区分
110mg/dL未満	および	140mg/dL未満	➡	正常型
126mg/dL以上	または	200mg/dL以上	➡	糖尿病型
正常型にも糖尿病型にも属さない			➡	境界型

※正常型でも負荷後1時間が180mg/dL以上の場合は境界型に準ずる

観察・看護のポイント

　ブドウ糖負荷後に正確な時間で採血するのは看護師の役目です。ほかの患者さんの看護に気を取られて、**採血のタイミングを逃さないように注意が必要**です。

　また、実施中は以下を患者さんに注意してもらうことが必要になります。

- 検査終了まで、水以外の摂取はできない
- できるだけ安静にする（過度な運動は血糖値を低下させるため）
- 検査中は禁煙（喫煙が血糖値を上昇させることがあるため）

❸ HbA1c（糖化ヘモグロビン）

基準値と高値・低値で考えられる疾患や病態

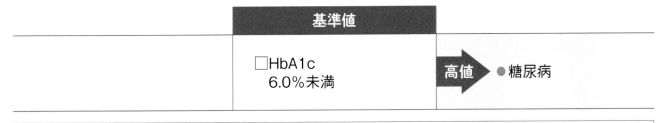

	基準値	
	☐ HbA1c 6.0%未満	**高値** ●糖尿病

ひとことで言うと、どんな検査?　糖尿病の診断や経過を判断するための検査です。

どんなときに、何をみるために行う検査?
- 糖尿病を疑ったとき（糖尿病を診断するため）
- 糖尿病の治療中のとき（長期的なコントロールの良否を判断するため）

ちょっとくわしい説明

　HbA1c（糖化ヘモグロビン）はブドウ糖がヘモグロビンに結合したものであり、**過去1〜2か月の血糖の平**均を反映します。そのため、**糖尿病の長期的なコントロール指標**（P.58 **図21**）として有用です。

図 21 血糖コントロール目標（65歳以上の高齢者については「高齢者糖尿病の血糖コントロール目標」を参照）

目標	コントロール目標値[注4]		
	血糖正常化を 目指す際の目標[注1]	合併症予防 のための目標[注2]	治療強化が 困難な際の目標[注3]
HbA1c(%)	6.0未満	7.0未満	8.0未満

治療目標は年齢、罹患期間、臓器障害、低血糖の危険性、サポート体制などを考慮して個別に設定する。

注1）適切な食事療法や運動療法だけで達成可能な場合、または薬物療法中でも低血糖などの副作用なく達成可能な場合の目標とする。
注2）合併症予防の観点からはHbA1cの目標値を7%未満とする。対応する血糖値としては、空腹時血糖130mg/dL未満、食後2時間血糖値180mg/dL未満をおおよその目安とする。
注3）低血糖などの副作用、その他の理由で治療の強化が難しい場合の目標とする。
注4）いずれも成人に対しての目標値であり、また妊娠例は除くものとする。

日本糖尿病学会 編・著：糖尿病治療ガイド2018-2019, 29, 文光堂, 東京, 2018

患者さんのデータが基準値を外れているときのアセスメント

●診断の目的で検査をしているとき

糖尿病を疑って HbA1c が **6.5%以上**であれば、HbA1c が **糖尿病型**と判定します（❶）。診断基準に基づき、血糖や症状と併せて、糖尿病の診断を行います（P.55 図18）。

●経過観察の目的で検査をしているとき

糖尿病の治療中に HbA1c が **6.5%未満**となればコントロールは良好です（❷）。逆に、**7.0%以上**であれば危険域です。生活指導や薬物療法を見直す必要があります。

注意点　溶血性貧血や肝硬変があると、HbA1cは低くなりますので要注意です。

■HbA1c（糖化ヘモグロビン）のアセスメント

❶糖尿病を疑ったとき

生化学検査の結果	あわせてみる所見・検査	考えられる疾患・病態
糖尿病型 （HbA1c≧6.5%）	高血糖	糖尿病

❷糖尿病治療中のとき

生化学検査の結果	考えられる疾患・病態
HbA1c<6.5%	血糖コントロール良好
HbA1c≧7.0%	血糖コントロール不良

糖尿病の"3大合併症"は「神経障害」「網膜症」「腎症」の順に発症します

 観察・看護のポイント

HbA1c は糖尿病を長期的に治療していくうえで、最も大切な指標です。HbA1c 7.0%以上が続けば、神経障害、網膜症、腎症などの合併症を起こす可能性が高いことを、患者さんに十分に説明してください。

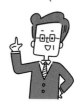

脂質・胆汁

❶コレステロール（Ch）

基準値と高値・低値で考えられる疾患や病態

	基準値	
●肝硬変、甲状腺機能亢進症 ← **低値**	□総コレステロール（Ch）130〜220 mg/dL	**高値** → ●脂質異常症、メタボリック症候群、甲状腺機能低下症、ネフローゼ症候群
	□LDLコレステロール（LDL-Ch）140 mg/dL未満	**高値** → ●脂質異常症
●脂質異常症 ← **低値**	□HDLコレステロール（HDL-Ch）40〜100 mg/dL	

ひとことで言うと、どんな検査?

脂質異常症をみる検査です。

どんなときに、何をみるために行う検査?

- ●特定健診（メタボリック症候群を発見するため）
- ●ルーチン検査（無症状の脂質異常症を発見するため）
- ●心筋梗塞などがあるとき（脂質異常症を発見するため）
- ●脂質異常症で治療中のとき（治療効果を判定するため）

ちょっとくわしい説明

コレステロール（Ch）は動脈硬化を起こす最大の危険因子です。血液中のコレステロールの1/5は食物由来であり、残りは生体内（肝臓）で合成されます。コレステロールはアポタンパクと結合して、リポタンパクのかたちで血液中を運搬されます。**低比重リポタンパク（LDL）**に含まれるコレステロールが**LDL-Ch**で、**動脈壁に沈着して動脈硬化を引き起こします**。LDL-Chが"悪玉コレステロール"と言われる理由です。総コレステロールの値は、主として**LDL-Chの変動**を反映しています。

一方、**高比重リポタンパク（HDL）**に含まれるコレステロールが**HDL-Ch**で、**動脈壁に沈着したコレステロールを回収する作用があります。HDL-Ch**が"善玉コレステロール"と言われる理由です。

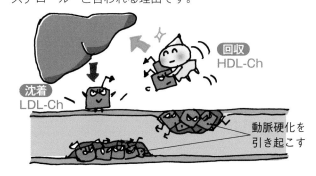

患者さんのデータが基準値を外れているときのアセスメント

●診断の目的で検査をしているとき

　健診やルーチン検査などで、**LDL-Ch が 140mg/dL 以上**、**HDL-Ch が 40mg/dL 未満**のときは脂質異常症と診断します（**❶**）。LDL-Ch が 160mg/dL 以上であればスタチン系薬剤などの投与開始を考慮します。糖尿病や高血圧などの**血管リスク因子**があるときは、LDL-Ch が 120～140mg/dL でも治療の適応となります。心筋梗塞などの**冠動脈疾患がすでにある**ときは、LDL-Ch が基準値内であっても 100mg/dL 以上で治療の適応となります。

　特定健診では、HDL-Ch が 40mg/dL 未満のときは、**メタボリック症候群**の脂質異常症の基準を満たしています。診断基準に基づき、腹囲、血圧、血糖の値とあわせて、メタボリック症候群の診断を行います（P.55 図 19）。

　尿タンパクや低アルブミン血症から**ネフローゼ症候群**を疑ったときは、**総コレステロール 250mg/dL 以上**が診断に役立ちます（P.118 表 9）。

●経過観察の目的で検査をしているとき

　脂質異常症で治療中のときは、**LDL-Ch と HDL-Ch の改善度**をみて、薬剤の種類や投与量を調節します（**❷**）。

■コレステロール（Ch）のアセスメント

❶健康診断やルーチン検査のとき

生化学検査の結果	あわせてみる所見・検査	考えられる疾患・病態
LDL-Ch≧140mg/dL HDL-Ch＜40mg/dL	トリグリセリド	脂質異常症
HDL-Ch＜40mg/dL	腹囲、血圧、血糖	メタボリック症候群

❷脂質異常症があるとき

生化学検査の結果	考えられる疾患・病態
LDL-Ch≧160mg/dL	
血管リスク因子があるとき LDL-Ch≧120mg/dL	投薬治療を考慮
冠動脈疾患があるとき LDL-Ch≧100mg/dL	

観察・看護のポイント

　脂質異常症は、コレステロールやカロリーの過剰摂取、肥満、運動不足、閉経、大量飲酒、遺伝的素因などさまざまな要因が発症や増悪に関係しています。**脂質異常症そのものには自覚症状がない**ため、患者さんに治療の必要性をわかってもらうには苦労することがありますが、薬物療法だけでなく、栄養食事療法や運動療法も非常に大切です。

❷ トリグリセリド（TG）

基準値と高値・低値で考えられる疾患や病態

	基準値	
	☐ トリグリセリド（TG） 30〜150 mg/dL	高値 ➡ ●脂質異常症、メタボリック症候群

ひとことで言うと、どんな検査？	脂質異常症をみる検査です。

どんなときに、何をみるために行う検査？	●特定健診（メタボリック症候群を発見するため） ●ルーチン検査（無症状の脂質異常症を発見するため） ●脂質異常症で治療中のとき（治療効果を判定するため）

ちょっとくわしい説明

　血液中の中性脂肪の**90%以上**がトリグリセリド（TG）で、LDL-コレステロールほどではありませんが動脈硬化の危険因子となります。

　食事に含まれる脂質の大部分はトリグリセリドです。

　小腸より吸収されて、脂肪組織や肝臓に貯蔵されます。肝臓で余分な糖質から合成されるものもあります。エネルギーが必要な際にトリグリセリドは分解されて**エネルギー源**となります。

患者さんのデータが基準値を外れているときのアセスメント

●診断の目的で検査をしているとき

　健診やルーチン検査などで、トリグリセリドが**150mg/dL 以上**のときは**脂質異常症**と診断します（P.62 **表7**）。特定健診でも、150mg/dL 以上が**メタボリック症候群**の基準です。

●経過観察の目的で検査をしているとき

　脂質異常症で治療中のときは、トリグリセリドの改善度も治療効果の指標となります。

 注意点　トリグリセリドの値は食事の影響を受けやすく、食後に採血すると**高値**となります。

■トリグリセリド（TG）のアセスメント

健康診断やルーチン検査のとき

生化学検査の結果	あわせてみる所見・検査	考えられる疾患・病態
TG≧150mg/dL ➡	LDL-Ch、HDL-Ch ➡	脂質異常症
TG≧150mg/dL ➡	腹囲、血圧、血糖 ➡	メタボリック症候群

表7 脂質異常症診断基準（空腹時採血）*

LDLコレステロール	140mg/dL以上	高LDLコレステロール血症
	120〜139mg/dL	境界域高LDLコレステロール血症**
HDLコレステロール	40mg/dL未満	低HDLコレステロール血症
トリグリセリド	150mg/dL以上	高トリグリセリド血症
Non-HDL コレステロール	170mg/dL以上	高non-HDLコレステロール血症
	150〜169mg/dL	境界域高non-HDLコレステロール血症**

一般社団法人 日本動脈硬化学会 編：動脈硬化性疾患予防ガイドライン2017年版. 一般社団法人 日本動脈硬化学会，東京，2017：14より転載

＊ 10時間以上の絶食を「空腹時」とする。ただし水やお茶などカロリーのない水分の摂取は可とする。
＊＊スクリーニングで境界域高LDL-コレステロール血症、境界域高non-HDLコレステロール血症を示した場合は、高リスク病態がないか検討し、治療の必要性を考慮する。
●LDL-コレステロールはFridewald式（総コレステロール−HDL-コレステロール−トリグリセリド/5）または直接法で求める。
●トリグリセリドが400mg/dL以上や食後採血の場合はnon-HDL-コレステロール（総コレステロール−HDL-コレステロール）かLDL-コレステロール直接法を使用する。ただしスクリーニング時に高トリグリセリド血症を伴わない場合はLDL-コレステロールとの差が＋30mg/dLより小さくなる可能性を念頭においてリスクを評価する。

> 「観察・看護のポイント」はコレステロールの項を参照

❸ ビリルビン（Bil）

基準値と高値・低値で考えられる疾患や病態

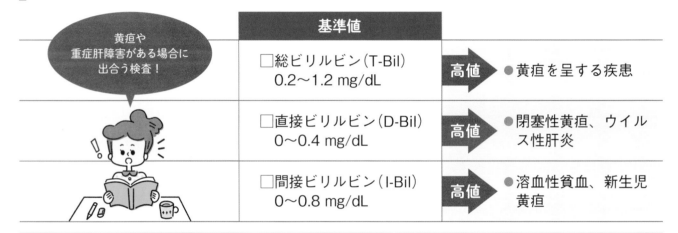

	基準値		
黄疸や重症肝障害がある場合に出合う検査！	□総ビリルビン（T-Bil） 0.2〜1.2 mg/dL	高値	●黄疸を呈する疾患
	□直接ビリルビン（D-Bil） 0〜0.4 mg/dL	高値	●閉塞性黄疸、ウイルス性肝炎
	□間接ビリルビン（I-Bil） 0〜0.8 mg/dL	高値	●溶血性貧血、新生児黄疸

ひとことで言うと、どんな検査？　黄疸（おうだん）をみる検査です。

どんなときに、何をみるために行う検査？
●黄疸があるとき（程度と原因疾患を診断するため）
●重症肝障害があるとき（障害の強さを判断するため）

ちょっとくわしい説明

　総ビリルビンの値が2〜3mg/dL以上に増加すると、**肉眼的に黄疸**を認めます。直接ビリルビンと間接ビリルビンの値の比較することにより、黄疸の原因疾患を推定することができます。

　寿命が尽きて脾臓で破壊された赤血球のヘモグロビンから、**間接ビリルビン**が産生されます。間接ビリルビンは肝臓でグルクロン酸抱合（ほうごう）を受けて、水溶性の**直接ビリルビン**に変換され、胆汁中に排泄されます。胆汁は腸管

に流出し、直接ビリルビンは最終的にウロビリノーゲンやウロビリンとなって便や尿から排泄されます。

間接ビリルビンの過剰産生、肝細胞でのグルクロン酸抱合の障害、直接ビリルビンの胆汁への移動障害、胆道での胆汁の通過障害などにより血中のビリルビンが増加します（**図22**）。

図22 ビリルビンが高値となるしくみ

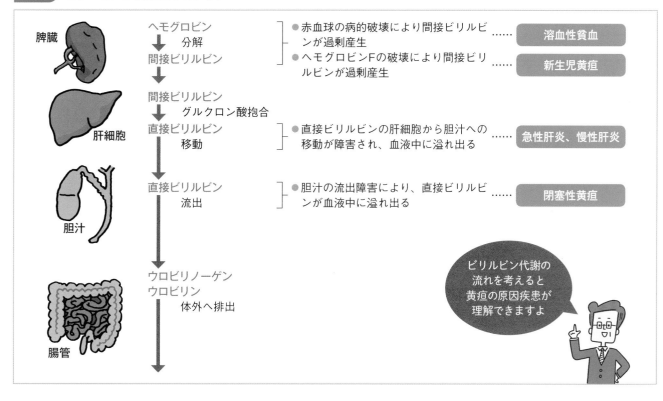

患者さんのデータが基準値を外れているときのアセスメント

●診断の目的で検査をしているとき

貧血があり、ビリルビンが高値なときは、**溶血性貧血**です（❶）。**間接ビリルビンの上昇が優位**です。網状赤血球増加、LDの上昇、ハプトグロビンの低下を伴います。

新生児に黄疸があるときは、**新生児黄疸**です（❷）。**間接ビリルビンの上昇が優位**です。総ビリルビン15mg/dL以上は病的黄疸として光線療法の適応となります。

AST・ALTの上昇があり、ビリルビンが高値なときは、**肝臓疾患**です（❸）。**直接ビリルビンの上昇が優位**です。

胆道系酵素（ALP、γ-GT）の上昇があり、ビリルビンが高値なときは、**閉塞性黄疸**を考えます（❹）。超音波などの画像検査で胆管の拡張を確認します。**直接ビリルビンの上昇が優位**です。

●経過観察の目的で検査をしているとき

急性肝炎の治療中に、間接ビリルビンの割合が増加するのは**劇症化のサイン**です（❺）。劇症肝炎では肝細胞の数が減るに従ってグルクロン酸抱合の能力が減少するためです。直接ビリルビン／総ビリルビンの比（D／T比）の低下が重症度の指標となります。

肝硬変の治療中にビリルビンが上昇するのは、**非代償期の特徴**のひとつとなります（❻）。

注意点 慢性的なビリルビン値の軽度上昇があっても、肝胆道系や貧血の検査に異常がない場合は、臨床的に問題にならないことも多いです。

■ビリルビン（Bil）のアセスメント

❶貧血があるとき

生化学検査の結果	あわせてみる所見・検査	考えられる疾患・病態
間接Bilが高値	網状赤血球増加、LD上昇 ハプトグロビン低下	溶血性貧血

❷新生児に黄疸があるとき

生化学検査の結果	あわせてみる所見・検査	考えられる疾患・病態
間接Bilが高値	中枢神経症状（核黄疸）	新生児黄疸

●総ビリルビンが 15mg/dL 以上の場合、光線療法の適用となる

❸ AST・ALT 上昇のあるとき

生化学検査の結果	あわせてみる所見・検査	考えられる疾患・病態
直接Bilが高値	ウイルスマーカー	ウイルス性肝炎

❹ ALP・γ-GT 上昇のあるとき

生化学検査の結果	あわせてみる所見・検査	考えられる疾患・病態
直接Bilが高値	画像検査	閉塞性黄疸

❺急性肝炎の治療中のとき

生化学検査の結果	あわせてみる所見・検査	考えられる疾患・病態
直接Bil／総Bil(D/T比)0.7未満	プロトロンビン時間(PT)活性、 肝性脳症	重症肝障害

❻肝硬変の治療中のとき

生化学検査の結果	あわせてみる所見・検査	考えられる疾患・病態
Bilが上昇	アルブミン低下、PT延長、 腹水、肝性脳症	非代償期

観察・看護のポイント

黄疸のあるとき（特に直接ビリルビンが高値のとき）は瘙痒感を訴えます。痛みと違って軽視されがちですが、患者さんにとってはかなり苦痛ですので、瘙痒感を軽減する工夫が大切です。

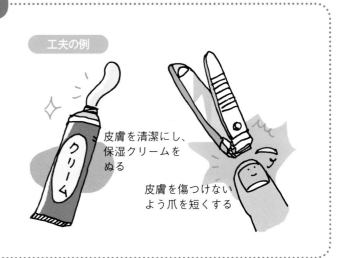

工夫の例

皮膚を清潔にし、保湿クリームをぬる

皮膚を傷つけないよう爪を短くする

電解質

❶ナトリウム（Na）

▎基準値と高値・低値で考えられる疾患や病態

	基準値	
●低張性脱水、抗利尿ホルモン不適合分泌症候群（SIADH）　◀ 低値	□ナトリウム（Na）135〜145 mEq/L	高値 ▶　●高張性脱水、尿崩症

 ひとことで言うと、どんな検査？　生体内の水分の過剰や不足をみる検査です。

 どんなときに、何をみるために行う検査？
- ●症状から脱水を疑ったとき（脱水の鑑別診断のため）
- ●肺がんや脳疾患のとき（抗利尿ホルモン不適合分泌症候群〈SIADH〉を発見するため）

▎ちょっとくわしい説明

ナトリウム（Na）は入院時のルーチン検査などに含まれていますが、脱水の鑑別以外で臨床的に役立つことは意外と少ないです。

体内のナトリウムの大部分は細胞外液（血液、組織液）中に存在し、血漿浸透圧を構成しています。血漿浸透圧は口渇による**水分摂取**と**抗利尿ホルモン（ADH）の分泌**による腎臓での**水分再吸収**により調節されています。

大量の発汗や嘔吐・下痢などで水分の喪失があって、水分が十分に摂取できないときは、ナトリウムが煮詰まったようになって**高ナトリウム血症**となります（＝**高張性脱水**）。水分補給やADHの作用による調節機構が働けば、次第にナトリウムは基準値に近づいてきます（＝**等張性脱水**）。脱水に対して輸液などで水分のみを過剰に補給すると、ナトリウムが希釈されて**低ナトリウム血症**となります（＝**低張性脱水**）。

また、**ADHの分泌不全（尿崩症）**があると、尿中に多量の水分が喪失されて高ナトリウム血症になります。逆に**ADHの過剰分泌（SIADH）**があると低ナトリウム血症となります。

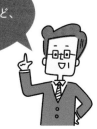
小児や高齢者は脱水になりやすいので、皮膚の乾燥や緊張度の低下など、脱水を疑うときは必ずナトリウムを調べます

患者さんのデータが基準値を外れているときのアセスメント

●診断の目的で検査をしているとき

　脱水症状があって、ナトリウムが高値（150mEq/L以上）のときは高張性脱水で、低値（130mEq/L未満）のときは低張性脱水です（❶）。その中間（130〜150mEq/L）は等張性脱水です。最初は高張性脱水であっても、成人では口渇感による飲水などで等張性脱水に移行します。自由に飲水ができない乳幼児や口渇を感じにくい高齢者では高張性脱水が続く傾向にあります。

　顕著な多尿があり、ナトリウムが高値のときは、尿崩症です（❷）。低浸透圧尿やADH濃度（ナトリウム濃度と比較して相対的低値）の確認を行います。

●経過観察の目的で検査をしているとき

　肺がんや脳疾患（脳腫瘍、脳血管疾患）の経過中に、定期検査でナトリウムの低値が見つかればSIADH（抗利尿ホルモン不適合分泌症候群）を疑います（❸）。

　慢性腎不全（慢性腎臓病）の経過中にナトリウムが低値となれば、病期の進行のサインです（乏尿による細胞外液量の増加に伴って、ナトリウムが希釈されている）。

■ナトリウム（Na）のアセスメント

❶脱水症状があるとき

生化学検査の結果	考えられる疾患・病態
Na≧150mEq/L ➡	高張性脱水
Na 130〜150mEq/L ➡	等張性脱水
Na<130mEq/L ➡	低張性脱水

❷顕著な多尿があるとき

生化学検査の結果	あわせてみる所見・検査	考えられる疾患・病態
Naが高値 ➡	尿浸透圧、ADH相対的低値 ➡	尿崩症

❸肺がんや脳疾患があるとき

生化学検査の結果	あわせてみる所見・検査	考えられる疾患・病態
Naが低値 ➡	ADH高値 ➡	SIADH

観察・看護のポイント

　ナトリウムの高値・低値は生体内のナトリウムの絶対量の多少ではなく、細胞外液の水分とのバランスによります。生体内の水分量の変化を判断するためには、**体重変化、血圧、浮腫の有無、尿量、皮膚の乾燥度、意識状態**などをしっかり観察することが大切です。

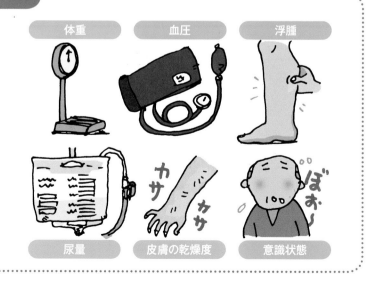

体重　血圧　浮腫

尿量　皮膚の乾燥度　意識状態

❷カリウム（K）

基準値と高値・低値で考えられる疾患や病態

基準値		
●原発性アルドステロン症、漢方薬、利尿薬、アルカローシス ←低値	□カリウム（K） 3.5〜4.5 mEq/L	高値→ ●腎不全、横紋筋融解症、溶血、アシドーシス

ひとことで言うと、どんな検査?　生体内のカリウムの過剰や不足をみる検査です。

どんなときに、何をみるために行う検査?
- 腎不全のとき（高カリウム血症を診断するため）
- 高血圧のとき（原発性アルドステロン症を診断するため）
- ルーチン検査のとき（無症状のカリウム異常を発見するため）

ちょっとくわしい説明

　生体内のカリウム（K）の98%は細胞内に存在します。細胞内外のカリウム濃度が細胞膜電位を規定するため、血中カリウム濃度の異常は**心筋細胞や筋肉細胞の興奮性**に強い影響を及ぼします。カリウム濃度が**2.5mEq/L未満、6.0mEq/L以上はパニック値**です。低カリウム血症は筋力低下などを起こし、高カリウム血症は**心室細動**を起こして突然死の原因となります。

　原発性アルドステロン症や利尿薬投与では、カリウムの尿中排泄が亢進してカリウム濃度が低下します。

　腎不全ではカリウムの尿中排泄が障害されてカリウム濃度が上昇します。横紋筋融解症や血管内溶血では、細胞破壊によりカリウムが溶出して高カリウム血症となります。

　アシドーシスでは増加している細胞外液の水素イオンが細胞内に取り込まれ、細胞内のカリウムイオンが細胞外液中に溶出するので高カリウム血症となります。アルカローシスでは、その逆の反応が起こり低カリウム血症となります。

患者さんのデータが基準値を外れているときのアセスメント

●診断の目的で検査をしているとき

　高血圧や脱力があり、低カリウム血症があれば、**原発性アルドステロン症**を疑います（❶）。アルドステロン値／レニン値の比（200以上はアルドステロン症）や画像検査を行います。漢方薬（甘草）を服薬中であれば、**偽性アルドステロン症**の可能性があります。

●経過観察の目的で検査をしているとき

　急性腎不全の経過中にカリウムが上昇するときは、**カリウムを低下させる緊急治療**が必要です（❷）。慢性腎不全（慢性腎臓病）の経過中に高カリウム血症を呈してくれば、**病期の進行**を意味します（❸）。

　心不全に対してジギタリスを投与するときに、低カリ

ウム血症があるとジギタリス中毒が出現しやすくなるので要注意です。ループ利尿薬などを投与中に低カリウム血症をきたしたときは、**カリウム保持性利尿薬への変更**などを考慮します（**❹**）。

| 注意点 | 採血後の試験管内溶血により、見かけ上のカリウム濃度が高値を示すことがあります。この場合は、ASTやLDの上昇を伴います。 |

■カリウム（K）のアセスメント

❶高血圧や脱力があるとき

生化学検査の結果	あわせてみる所見・検査	考えられる疾患・病態
Kが低値	アルドステロン／レニン値、画像検査	原発性アルドステロン症
Kが低値	漢方薬（甘草）を服用している	偽性アルドステロン症

❷急性腎不全で治療中のとき

生化学検査の結果	あわせてみる所見・検査	考えられる疾患・病態
Kが急速に上昇	心電図	緊急性の高カリウム血症

❸慢性腎不全で治療中とき

生化学検査の結果	あわせてみる所見・検査	考えられる疾患・病態
Kがしだいに上昇	クレアチニンクリアランス、クレアチニン、血圧	病期の進行

❹利尿薬を投与中のとき

生化学検査の結果	考えられる疾患・病態
Kが低値	利尿薬の副作用

●利尿薬の変更

観察・看護のポイント

　高カリウム血症は臨床現場で遭遇することが比較的多く、重症の場合は致死的であるため、看護師も検査値の見かたや治療法を熟知しておく必要があります。高カリウム血症のときはカリウムを体外に排泄させる**キレート剤**や、カリウムを細胞内に移行さ

せる**グルコース・インスリン療法**などを行います。
　低カリウム血症のときはカリウムを補給しますが、**カリウムの急速な静脈内投与は心停止を引き起こすので絶対的な禁忌です。**

高カリウム血症のとき

● キレート剤
● グルコース・インスリン療法

低カリウム血症のとき

● カリウムの補給
※急速な静脈内投与は心停止を引き起こすため禁忌

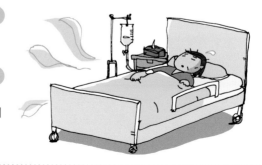

❸カルシウム（Ca）

基準値と高値・低値で考えられる疾患や病態

	基準値	
●副甲状腺機能低下症、慢性腎不全、骨軟化症 **← 低値**	□カルシウム（Ca）8.5〜10.0 mg/dL	**高値 →** ●副甲状腺機能亢進症、悪性腫瘍、多発性骨髄腫

ひとことで言うと、どんな検査?　生体内のカルシウムの過剰や不足をみる検査です。

どんなときに、何をみるために行う検査?

- 悪性腫瘍［肺がん、成人T細胞白血病（ATL）など］や多発性骨髄腫のとき（高カルシウム血症を診断するため）
- 骨の異常があるとき（低カルシウム血症を診断するため）
- 慢性腎不全のとき（低カルシウム血症を診断するため）
- ルーチン検査（無症状のカルシウム異常を発見するため）

ちょっとくわしい説明

　生体内のカルシウム（Ca）は**99%が骨**に、残りの1%が細胞外液や細胞内に存在します。血液中のカルシウムの約半分はアルブミンと結合しており、**残りの遊離カルシウムイオンが生理的な役割**を演じています。カルシウムの血中濃度は**副甲状腺ホルモン（PTH）**と**活性型ビタミンD**によって調節されています（**図23**）。

　副甲状腺ホルモンと活性型ビタミンDは協調して、**骨からのカルシウムの溶出、原尿からのカルシウムの再吸収、腸管からのカルシウムの吸収**などを増加させます。

したがって、副甲状腺ホルモンや活性型ビタミンDの減少は**低カルシウム血症**を、逆に過剰は**高カルシウム血症**を引き起こします。悪性腫瘍では、腫瘍細胞が副甲状腺ホルモンに類似したタンパク（副甲状腺ホルモン関連タンパク）を産生して著明な高カルシウム血症をきたすことがあります。

　高カルシウム血症は筋力低下や嘔吐などを引き起こし、高度の場合は**意識混濁**を起こし致死的となります。低カルシウム血症は**テタニー**などを引き起こします。

図23　カルシウム濃度の調節

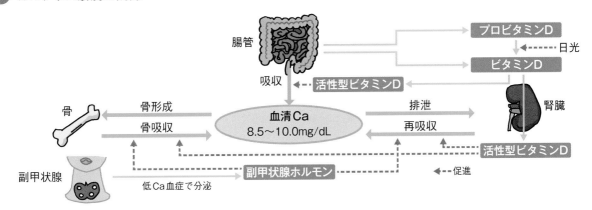

患者さんのデータが基準値を外れているときのアセスメント

●診断の目的で検査をしているとき

骨痛、彎曲、病的骨折があり、カルシウム濃度が低いときはビタミンD欠乏症による**骨軟化症**を疑います（❶）。低リン血症、アルカリホスファターゼ（ALP）高値、骨密度の低下などを伴います。

ルーチン検査や筋肉症状でカルシウムの低値・高値が見つかったときは、**副甲状腺機能異常**など原因疾患の精査を行います（❷）。

●経過観察の目的で検査をしているとき

慢性腎不全の経過中にカルシウムが低値のときは、病期の進行に伴ってビタミンDの活性化障害により生じたものです。反応性に副甲状腺機能が亢進して**腎性骨異栄養症**を起こします（❸）。

悪性腫瘍（肺がん、ATLなど）や多発性骨髄腫の経過中に**嘔吐や筋力低下**をきたして、カルシウムが高度に上昇したときは早急な対応が必要です（❹）。

> **注意点**　低アルブミン血症がある場合は、以下の式でカルシウム濃度を補正します。
>
> 補正カルシウム濃度＝
> 実測カルシウム濃度＋（4－アルブミン濃度）

■カルシウム（Ca）のアセスメント

❶骨症状があるとき

生化学検査の結果	あわせてみる所見・検査	考えられる疾患・病態
カルシウム（Ca）が低値	低リン血症、ALP高値、骨密度低下	骨軟化症

❷ルーチン検査や筋肉症状があるとき

生化学検査の結果	あわせてみる所見・検査	考えられる疾患・病態
カルシウムが高値	低リン血症、PTH高値	副甲状腺機能亢進症
カルシウムが低値	高リン血症、PTH低値	副甲状腺機能低下症

❸慢性腎不全治療中のとき

生化学検査の結果	あわせてみる所見・検査	考えられる疾患・病態
カルシウムがしだいに低下	反応性の副甲状腺機能亢進症	腎性骨異栄養症

❹悪性腫瘍や多発性骨髄腫の治療中に嘔吐・筋力低下があるとき

生化学検査の結果	考えられる疾患・病態
カルシウムが高度高値	緊急性の高カルシウム血症

観察・看護のポイント

臨床的に緊急度が高いのは、**悪性腫瘍に伴う高カルシウム血症**です。適切な対応を行わないと、意識障害をきたして死に至ります。

悪性腫瘍の患者さんはさまざまな重篤な合併症や治療の副作用が起こり得ます。看護師はいろいろな可能性を念頭において、注意深く観察する必要があります。

炎症マーカー

CRP（C反応性タンパク）

▌基準値と高値・低値で考えられる疾患や病態

基準値		
□CRP（C反応性タンパク） 0.1 mg/dL以下	高値	●感染症、膠原病、悪性腫瘍、組織障害

ひとことで言うと、どんな検査？	炎症の強さをみる検査です。

どんなときに、何をみるために行う検査？	●発熱があるとき（感染症を診断するため） ●感染症があるとき（治療効果を判定するため） ●膠原病のとき（疾患の活動性を判定するため）

▌ちょっとくわしい説明

CRP（C反応性タンパク）は炎症に敏感に反応して**迅速に上昇**します。急性炎症が起こって2～3時間以内に上昇し、炎症が改善すると**すみやかに減少**します。したがって、**炎症の早期診断や経過観察**に有用です。また、

CRPは炎症による**組織障害が強いほど高値**となるため、**炎症の程度を示す指標**としても優れています。日常診療で最も頻回に使用する検査項目のひとつと言えます。

▌患者さんのデータが基準値を外れているときのアセスメント

●診断の目的で検査をしているとき

発熱があって、CRPがあきらかに高値であれば、**感染症を疑います**（❶）。特に細菌感染症では上昇が高度で、**肺炎や敗血症**ではCRP **10～20mg/dL**以上になることも多いです。CRPの高さから炎症の強さを判断することができます。

感染症以外に膠原病や悪性腫瘍でもCRPは上昇しますので、不明熱の原因検索のときにCRPが高いだけでは何も言えません。ただし、微熱が続いてCRPが基準値内であれば、感染症の可能性は低く、**甲状腺機能亢進**

症などを疑います。

●経過観察の目的で検査をしているとき

感染症の治療中に、CRPが低下してくれば**回復傾向のサイン**です（❷）。CRPが低下しないときは治療効果がないと判断して、**抗菌薬の変更**などを考慮します。関節リウマチや血管炎でCRPが高値のときは、疾患の活動性が強いことを意味し、治療薬の増量などを考慮します（❸）。

> **注意点** 手術後にCRPが高値であっても、手術時の組織障害によることが多く、必ずしも**術後感染症の存在を示す**ものではありません。

■ CRP（C反応性タンパク）のアセスメント

❶ 発熱があるとき

免疫血清学検査の結果		あわせてみる所見・検査		考えられる疾患・病態
CRPが高値	➡	好中球増加あり	➡	細菌感染症
CRPが高値	➡	好中球増加なし	➡	ウイルス感染症

❷ 感染症で治療中のとき

免疫血清学検査の結果		あわせてみる所見・検査		考えられる疾患・病態
高値だったCRPが低下	➡	発熱や感染症の症状が改善	➡	回復期

❸ 膠原病を治療中のとき

免疫血清学検査の結果		あわせてみる所見・検査		考えられる疾患・病態
CRPが高値	➡	発熱、関節症状	➡	疾患活動性の増悪

観察・看護のポイント

学生のときから日常的に使用する検査項目の基準値などは頭に入れておきましょう。

　病院では、寒くなると「この患者さん、肺炎でCRPが20あるから即入院！」といった会話が毎日のように交わされます。検査の意味と基準値を知らなければ、テキパキと看護師業務を果たすことはできません。

Column

国民医療費の急増と検査

　国民医療費とは、1年間に日本国民が医療機関で使用した費用の総額です。これに正常分娩、人間ドック、差額ベッド、市販薬などの費用は含まれていません。平成29年度の国民医療費は約43兆円でした（厚生労働省「平成29年度国民医療費の概況」による）。急速に増加しており、遠からず50兆円を超えると予想されています。

　43兆円となると、高額過ぎて想像ができませんが、例えば新券の1万円札で100万円は厚さが1cmです。1億円はその100倍ですから厚さが1mで、1兆は1億円の1万倍ですから100,000m（10km）です。つまり、42兆円とは1万円札の札束を積み重ねて、420kmとなります。**富士山の高さの約110倍**です。横に倒すと、東京から大阪までの直線距離（約400km）を超えることになります。これが1年間の医療費ですから、このままでは日本の医療制度が破綻することも心配されます。

　検査の費用も医療費のなかでかなりの割合を占めています。無駄な検査は患者さんの苦痛が増加したり、治療の開始が遅れたりする原因になりますが、医療費の増加にも大きくかかわっています。日本全体の医療費を適正な額にするためにも、それぞれの患者さんに必要な検査を過不足なく行うように心がけるべきです。

動脈血液ガス分析

基準値と高値・低値で考えられる疾患や病態

		基準値		
● Ⅰ型呼吸不全、Ⅱ型呼吸不全	◀低値	□動脈血酸素分圧（PaO_2）80〜100 mmHg		
● 過換気	◀低値	□動脈血二酸化炭素分圧（$PaCO_2$）35〜45 mmHg	高値▶	● Ⅱ型呼吸不全
● アシドーシス	◀低値	□水素イオン指数（pH）7.35〜7.45	高値▶	● アルカローシス
● 代謝性アシドーシス	◀低値	□塩基過剰（BE）−2〜2 mEq/L	高値▶	● 代謝性アルカローシス

ひとことで言うと、どんな検査?　呼吸状態と酸塩基平衡をみる検査です。

どんなときに、何をみるために行う検査?
- 呼吸状態が悪いとき（低酸素血症と高二酸化炭素血症の程度をみるため）
- 過換気のとき（低二酸化炭素血症の程度をみるため）
- 酸塩基平衡の異常を疑ったとき（アシドーシスやアルカローシスの程度をみるため）

ちょっとくわしい説明

　生体は肺胞で静脈血中の二酸化炭素を呼気中に排出し、吸気中の酸素を動脈血中に取り入れています（P.74 **図24**）。肺胞での空気の出入りが障害（肺胞低換気）されれば、**動脈血酸素分圧（PaO_2）は低下**し、**動脈血二酸化炭素分圧（$PaCO_2$）は上昇**します。この状態を**Ⅱ型呼吸不全**とよびます。

　一方、間質性肺炎、肺水腫、肺血栓塞栓症などで拡散障害や換気血流比不均等などが生じた場合は、PaO_2 は低下しますが $PaCO_2$ の上昇は軽度です。二酸化炭素のほうが酸素より拡散能力が非常に強いことなどに起因します。この状態を**Ⅰ型呼吸不全**とよびます。

　水素イオン指数（pH）は酸塩基平衡の指標です。pHは**生体内における水素イオンの増減**を反映しています。pH が下がる（酸性に傾く）ことを**アシドーシス**、pH が上がる（アルカリ性に傾く）ことを**アルカローシス**とよびます。通常、生体の pH は **7.4** に維持されています。これは全身組織のエネルギー代謝で生じた水素イオンを、二酸化炭素として肺から排出（**呼吸性調節**）するのと、尿中に排泄（**代謝性調節**）することでバランスをとっているからです（P.74 **図25**）。

　呼吸不全で二酸化炭素を排出できずに、水素イオンが異常に溜まってアシドーシスとなることを**呼吸性アシド**

ーシスとよびます。過換気になって二酸化炭素を過剰に排出し、水素イオンが異常に減少してアルカローシスになることを**呼吸性アルカローシス**とよびます。

　呼吸状態が関与しない酸塩基平衡の異常を、**代謝性アシドーシス**と**代謝性アルカローシス**とよびます。代謝性アシドーシスは次のような病態で**体液中の水素イオンが異常に増加**して発症します。

- 糖尿病ケトアシドーシスや高度の飢餓（きが）状態（脂肪の分解によりケトン体が産生されて大量の水素イオンが生じる）
- ショック状態や敗血症による乳酸アシドーシス（嫌気（けんき）性解糖が進んで大量の水素イオンが生じる）

- 腎不全（尿中に水素イオンを排泄できない）
- 大量の下痢（腸液中の重炭酸イオンが体外に喪失し、水素イオンの中和反応（$HCO_3^- + H^+ \rightarrow CO_2 + H_2O$）ができなくなる）
- 高カリウム血症（細胞内の水素イオンが細胞外液に移行する）

　一方、代謝性アルカローシスは次のような病態で**体液中の水素イオンが異常に減少**して発症します。

- 大量の嘔吐（胃液の水素イオンが体外に喪失する）
- 低カリウム血症（細胞外液の水素イオンが細胞内に移行）

図 24　肺胞でのガス交換

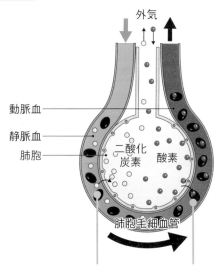

動脈血
静脈血
肺胞
二酸化炭素
酸素
肺胞毛細血管
外気

ガス交換が障害されると二酸化炭素（＝白）が体外に出ていかないため、動脈血内の二酸化炭素量は増加する

ガス交換が障害されると酸素（＝ピンク）が外気から取り込まれないため、動脈血内の酸素量は低下する

図 25　酸塩基平衡の調節

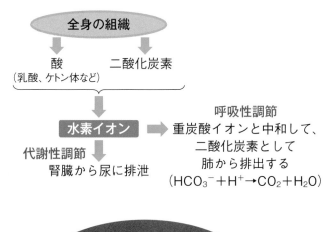

全身の組織
酸（乳酸、ケトン体など）
二酸化炭素
水素イオン
代謝性調節
腎臓から尿に排泄
呼吸性調節
重炭酸イオンと中和して、二酸化炭素として肺から排出する
（$HCO_3^- + H^+ \rightarrow CO_2 + H_2O$）

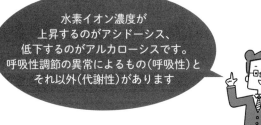

水素イオン濃度が上昇するのがアシドーシス、低下するのがアルカローシスです。呼吸性調節の異常によるもの（呼吸性）とそれ以外（代謝性）があります

患者さんのデータが基準値を外れているときのアセスメント

●診断の目的で検査をしているとき

　呼吸困難を訴えるときに、PaO_2 が 60mmHg 以下を呼吸不全と診断します（❶）。これに加えて $PaCO_2$ が 45mmHg 以上であればⅡ型呼吸不全で、45mmHg 未満であればⅠ型呼吸不全です。PaO_2 60mmHg 以下は酸素療法を考慮します。$PaCO_2$ 60mmHg 以上

は人工呼吸器による強制換気を考慮します。

　酸塩基平衡の異常を疑ったときに、pH の低下と $PaCO_2$ の上昇があれば呼吸性アシドーシス、pH の上昇と $PaCO_2$ の低下があれば呼吸性アルカローシスを考えます（❷）。呼吸状態に変化がなく、pH の低下と base excess（BE）の低下があれば代謝性アシドーシス、pH の上昇と BE の上昇があれば代謝性アルカロー

シスを考えます。

　ただし、代謝性アシドーシスでは、増加した水素イオンをできるだけ早急に肺から排泄しようと過呼吸（クスマウルの大呼吸）になる代償機構が働くことがあり、この場合はpHの低下とPaCO₂の低下をきたします。

●経過観察の目的で検査をしているとき

　呼吸不全や酸塩基平衡の異常で治療中の場合は、頻回に**動脈血液ガス分析**を行い、その結果で治療効果を判定し、治療法を修正（酸素の投与量の調整など）します。

注意点　PaO₂の基準値は加齢とともに低下し、高齢者では80〜90mmHgとなります。また、臨床現場ではPaO₂の代わりに、パルスオキシメータで簡便に測定できる経皮的酸素飽和度（SpO₂）を呼吸状態の指標として頻用します。SpO₂の90％はPaO₂の60mmHgに相当します（**図26**）。

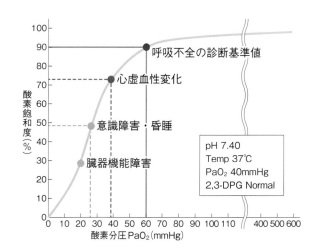

図26 酸素解離曲線

- 呼吸不全の診断基準値
- 心虚血性変化
- 意識障害・昏睡
- 臓器機能障害

pH 7.40
Temp 37℃
PaO₂ 40mmHg
2,3-DPG Normal

縦軸：酸素飽和度（％）
横軸：酸素分圧PaO₂（mmHg）

■動脈血液ガス分析のアセスメント

❶呼吸困難があるとき

動脈血液ガス分析の結果	考えられる疾患・病態
PaO₂≦60mmHg PaCO₂＜45mmHg	Ⅰ型呼吸不全（拡散障害、換気血流比不均等、シャント）
PaO₂≦60mmHg PaCO₂≧45mmHg	Ⅱ型呼吸不全（肺胞低換気）

❷酸塩基平衡の異常を疑うとき

動脈血液ガス分析の結果	考えられる疾患・病態
水素イオン指数（pH）の低下 PaCO₂の上昇	呼吸性アシドーシス
pHの上昇 PaCO₂の低下	呼吸性アルカローシス
pHの低下 塩基過剰（BE）の低下	代謝性アシドーシス
pHの上昇 BEの上昇	代謝性アルカローシス

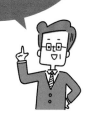

動脈血液ガスの読みかたは実際には複雑ですが、このページは簡略化して説明しています。まずは基本を理解してください

観察・看護のポイント

　動脈血液ガス分析は、呼吸器内科やICU（集中治療室）では頻回に実施されます。動脈採血は医師が行いますが、データの読みかたは看護師も十分に理解しておく必要があります。また、酸塩基平衡は看護学生にとって苦手な分野のひとつです。基本的な知識から整理していきましょう。

検査値でよく使われる単位

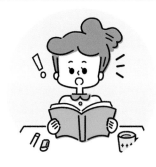

■質量

名称	単位記号	単位
グラム	g	pg（ピコグラム） ng（ナノグラム） μg（マイクログラム） mg（ミリグラム） g（グラム） kg（キログラム）

■容量

名称	単位記号	単位
リットル	L	fL（フェムトリットル） pL（ピコリットル） nL（ナノリットル） μL（マイクロリットル） mL（ミリリットル） dL（デシリットル） L（リットル）

■物質量

名称	単位記号	単位
モル	mol	nmol（ナノモル） μmol（マイクロモル） mmol（ミリモル）

■圧力、分圧

名称	単位記号	単位
水銀柱メートル	mHg	mmHg（水銀柱ミリメートル）
トル	Torr	Torr（トル）

1,000pg＝1ng、1,000ng＝1μg、1,000μg＝1mg、1,000mg＝1g、1,000g＝1kgと1,000倍で単位が繰り上がります。容量のLも同様ですが、1dLは100mLのことです。

血液検査の単位は、患者さんの血液（血清・血漿）の容量あたりの個数、質量、活性などで表記します。白血球数 5,000／μLであれば、患者さんの血液1μLに5,000個の白血球が存在することを示しています。AST 30U／Lは血清1Lに30単位のASTが、アルブミン 4.5g/dLは血清1dLに4.5gのアルブミンが存在することを意味します。

検査項目によって単位は異なりますが、g／dL、mg／dL、U／L、mEq／Lなどが比較的多く使用されます。

ホルモンは非常に微量で作用します。例えば副甲状腺ホルモンの血中濃度の基準値は10～60pg/mLです。これは小学校にある25mプールで500杯分の水に小さじ一杯の塩を混ぜた程度の濃度です。

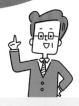

Part 3

病棟で出合う画像検査生理検査

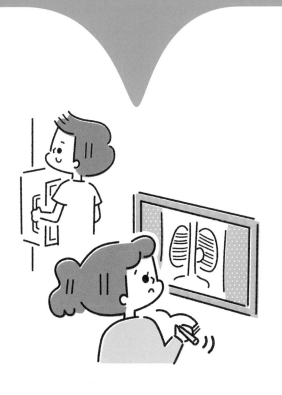

X線画像や心電図など、
病棟で出合うことの多い検査について、
その見かたと看護のポイントを解説します。

見てわかる！画像検査の基礎知識

X線検査

❶胸部X線検査

ひとことで言うと、どんな検査？

肺疾患や心拡大をみる検査です。入院時のルーチン検査や健康診断の項目にも必ず含まれています。

どんなときに、何をみるために行う検査？

- ●呼吸器症状があるとき（肺疾患を診断するため）
- ●心不全症状があるとき（心拡大を診断するため）
- ●ルーチン検査（無症状の肺がんなどを発見するため）

┃ ちょっとくわしい説明

　胸部X線の正面像は、患者さんがこちらに向かって立っているところを正面から見ています。つまり、患者さんの右胸はX線写真では向かって**左側**に写っています（**図1**）。皆さんが友だちを正面から撮った写真と同じです。

　X線写真は、X線が**通過するもの**は黒く、**遮るもの**は白く写します。肺の実質は（空気を含むので）黒っぽく、心臓や太い血管、骨は白っぽく写ります。肺のなかに肺炎や肺がんがあると、（滲出液やがん細胞の塊がX線を遮るので）そこだけが**白っぽい異常影**として検出できます。

　異常影には形によって**均等影、結節影、腫瘤影、粒状影、線状影、網状影**などに分類されます（**図2**）。また、内部の透過性によって**浸潤影**と**スリガラス影**に大別されます。貯留した胸水も白く写ります。心臓の輪郭の形と大きさは、心不全や心疾患の診断に役立ちます。

図1 胸部X線写真の左右

- ●心臓や骨は白く写り、空気を含んだ肺実質は黒く写っている

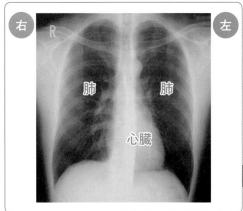

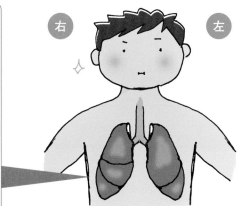

図2 肺野の異常影

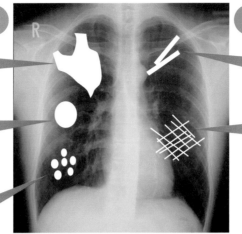

均等影（コンソリデーション）
斑状の広がりがある影

結節影、腫瘤影
円形に近い影
（結節影＜腫瘤影）

粒状影
小さな粒子が散らばっている影

右　R　左

線状影
細い線のような影

網状影
網の目のように見える影

異常影の透過性による分類

● 浸潤影：濃い影（べったりと白い）
● スリガラス影：淡い影（ふわっと白い）

異常影の広がりによる分類

● 限局性：異常影の範囲が片肺の2/3未満
● びまん性：異常影の範囲が限局性より広い

患者さんのデータが異常所見のときのアセスメント

●診断の目的で検査をしているとき

発熱と咳・痰などの呼吸器症状があり、限局した均質影があれば肺炎を疑います（❶）。内部が気管支透亮像を伴う浸潤影であれば典型的です（P.80 **図3**）。肺尖部の病変で内部に空洞を伴い、周囲に粒状影の散布巣を認めれば肺結核の可能性が高いです（P.80 **図4**）。結核血清診断や喀痰検査で診断します。内部がスリガラス影のときは間質性肺炎を疑います。

呼吸器症状やルーチン検査の結果で、限局した結節影（腫瘤影）があれば、肺がんを疑います（❷）。結節の辺縁が不整で、血管や胸膜の巻き込み像があれば典型的です（P.80 **図5**）。喀痰の細胞診、気管支鏡検査などで確定診断を行います。進行してがん性胸膜炎を合併すれば胸水の貯留を認めます。

突然の呼吸困難や片側性の胸痛があり、Ｘ線で肺の虚脱を認めれば気胸と診断できます（P.81 **図6**）（❸）。緊張性気胸となれば心陰影が健側に偏位します。慢性的な呼吸困難や咳・痰があり、肺の過膨張があれば慢性閉塞

性肺疾患（COPD）です（P.81 **図7**）（❹）。

心不全を疑う症状があり、Ｘ線で心陰影が拡大して両肺に肺門から広がる浸潤影（バタフライ陰影）があれば心不全です（P.81 **図8**）（❺）。心陰影の拡大は、胸郭の最大横径と心陰影の最大横径との比（心胸郭比：CTR）で判断します（P.81 **図9**）。CTRが50％以上であれば心拡大と判定しますが、もともと（スポーツ心臓などで）CTRが大きい人もいますので、健康時のＸ線との比較が大切です。

●経過観察の目的で検査をしているとき

肺炎が治療によって軽快すると、胸部Ｘ線の均等影は縮小します。心不全が治療によって軽快すると、CTRは低下します。治療効果を判定する指標のひとつとなります。

注意点

胸部Ｘ線写真で肺野には血管影や肋骨が写りますので、早期の肺がんを発見しにくいこともあります。以前に撮影したＸ線写真と比較することが非常に大切です。疑わしい陰影があるときは胸部CTで精密検査を行います（P.80 **図5**）。

■胸部X線のアセスメント

❶発熱と咳痰があるとき

胸部X線検査の結果		あわせてみる所見・検査		考えられる疾患・病態
限局した均等影（ときにびまん性）気管支透亮像を伴う浸潤影	➡	C反応性タンパク（CRP）、白血球増加	➡	細菌性肺炎
空洞を伴う浸潤影、散布巣	➡	結核血清診断 喀痰塗抹・培養	➡	肺結核
スリガラス影	➡	低酸素血症	➡	間質性肺炎

❷呼吸器症状があるとき、ルーチン検査の結果

胸部X線検査の結果		あわせてみる所見・検査		考えられる疾患・病態
限局した結節影・腫瘤影	➡	細胞診、気管支鏡検査	➡	肺がん

❸突然の呼吸困難や片側性の胸痛があるとき

胸部X線検査の結果		考えられる疾患・病態
肺陰影の虚脱	➡	気胸

❹慢性的な呼吸困難や喀痰があるとき

胸部X線検査の結果		あわせてみる所見・検査		考えられる疾患・病態
肺の過膨張	➡	呼吸機能検査	➡	慢性閉塞性肺疾患（COPD）

❺心不全を疑う症状があるとき

胸部X線検査の結果		あわせてみる所見・検査		考えられる疾患・病態
心胸郭比（CTR）≧50% 肺野にバタフライ陰影	➡	心臓超音波検査	➡	心不全

図3　肺炎の胸部X線写真

肺内部に浸潤影がみられ、浸潤影のなかに気管支の走行がみられる（気管支透亮像）

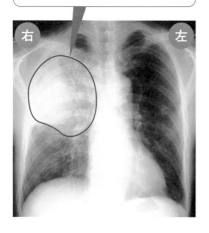

図4　結核の胸部X線写真

肺尖部に空洞と散布巣がみられる

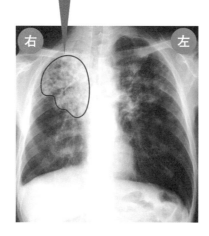

図5　肺がんの胸部X線写真

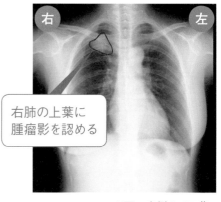

右肺の上葉に腫瘤影を認める

※同一症例のCT像

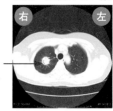

こちらでも、腫瘤影がみられる

図3、4ならびに図7の画像は市岡正彦：呼吸器. 浅野嘉延, 吉山直樹 編：看護のための臨床病態学 改訂4版. 南山堂, 東京, 2020：30, 34, 46より転載

図6 気胸の胸部X線写真

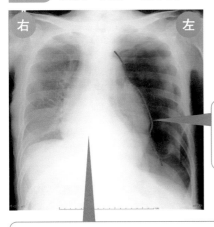

右　左

> 左肺が虚脱している（しぼんで、空気が胸腔内に出ている）

> 胸腔内に出た空気が心臓を圧迫し、右方に偏位している（緊張性気胸）

図7 慢性閉塞性肺疾患の胸部X線写真

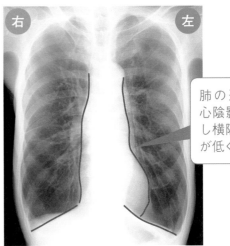

右　左

> 肺の過膨張で、心陰影が狭小化し横隔膜の位置が低くなっている

図8 心不全の胸部X線写真

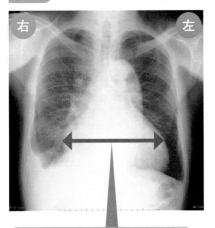

右　左

> 心拡大（CTR=70%）を認める

図9 心胸郭比（CTR）

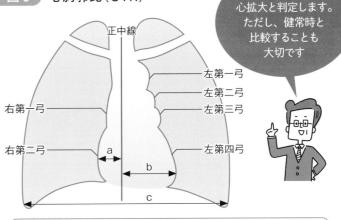

正中線

左第一弓
左第二弓
左第三弓
左第四弓

右第一弓
右第二弓

a
b
c

> CTR 50%以上は心拡大と判定します。ただし、健常時と比較することも大切です

$$心胸郭比（CTR）= \frac{心臓の最大横径}{胸郭の最大横径} = \frac{a+b}{c}$$

観察・看護のポイント

　X線を使用するすべての検査において、検査前に**妊娠の有無を聴取**する必要があります。主治医や放射線技師も確認しますが、**看護師もダブルチェック**します。患者さんが妊娠中でも検査の必要性が高いときは、腹部にプロテクターをつけてX線検査を行うこともあります。

　X線検査に立ち会う医療従事者の被曝（ひばく）を防ぐためには、**図10**の3点が原則です。

図10 医療従事者の被曝予防3原則

放射線装置から距離をおく	放射線装置との間を遮蔽（しゃへい）する（プロテクターや遮蔽板を利用する）	被曝時間を短くする

❷ 腹部Ｘ線検査

ひとことで言うと、どんな検査？	腸管ガスの異常をみる検査です。

どんなときに、何をみるために行う検査？	●腹痛があるとき（イレウスを診断するため）

ちょっとくわしい説明

腹部Ｘ線の正面像も、胸部と同様に、患者さんがこちらに向かって立っているところを正面から見ています。つまり患者さんの右側は、Ｘ線写真では向かって左側に写っています。

腹部は全体的に白っぽく写りますが、腸管内のガスは黒く写ります。腹部Ｘ線は与えてくれる情報が意外と少なく、有用なのは腸管ガスの異常から**イレウス**を診断するときや、遊離ガス像から**腸管穿孔**を診断するときなどに限られます。

患者さんのデータが異常所見のときのアセスメント

●診断の目的で検査をしているとき

腹痛や腹部膨満があり、Ｘ線で**小腸ガス像**、ガスと液体による**鏡面像（ニボー形成）**などを認めたときは、**イレウス**です（**図11**）。

肝臓上部（右横隔膜の下部）などに**遊離ガス像**を認めるときは、**腸管穿孔**を疑います。

■腹部Ｘ線のアセスメント

腹痛があるとき

腹部Ｘ線検査の結果	診断できる疾患・病態
小腸ガス像 鏡面像（ニボー形成）	➡ イレウス
遊離ガス像	➡ 腸管穿孔

図11 イレウスの腹部Ｘ線写真

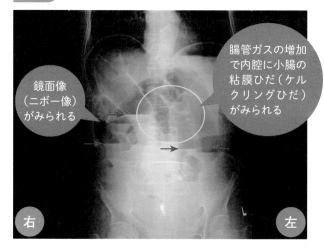

鏡面像（ニボー像）がみられる

腸管ガスの増加で内腔に小腸の粘膜ひだ（ケルクリングひだ）がみられる

右　　　　左

観察・看護のポイント

イレウスの診断は立位での撮影がよいのですが、立位が困難な患者さんは座位や半座位で撮影します。Ｘ線検査でイレウスが否定的なときは、腹痛の鑑別に**腹部超音波検査**が有用です。

患者さんが腹痛を訴えるときは、「**痛みの部位・**性状（鈍痛か疝痛か）」「随伴する症状」「発症した要因（脂肪食後など）」「増悪と軽減の要因（前屈すると痛みが軽減など）」「経過（何時に始まったか。しだいに増悪しているか、軽減しているか）」などをすばやく聴取する必要があります。

CT検査

❶頭部CT検査

ひとことで言うと、どんな検査?	脳血管障害や脳腫瘍をみる検査です。

| どんなときに、何をみるために行う検査? | ● 突然の片麻痺や構音障害があるとき（脳出血を診断するため）
● 突然の激しい頭痛があるとき（クモ膜下出血を診断するため）
● 精神神経症状があるとき（脳腫瘍や慢性硬膜下血腫を診断するため） |

ちょっとくわしい説明

　頭部CT検査は撮影時間が短く、**急性期の脳出血やクモ膜下出血**の診断にきわめて有用です。しかし、発症1日以内の脳梗塞は判定が困難です。

　CT検査は患者が仰臥位となった状態の断面を、足側から見上げている像として表します。したがって、胸部X線などと同様に、**患者さんの右脳がCT写真では向かって左側に写っている**ことになります（**図12**）。

体の断面を足側から見上げている

図12　頭部CT写真の前後左右

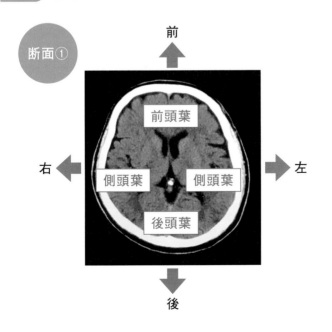

断面①

前 / 右 / 左 / 後

前頭葉　側頭葉　側頭葉　後頭葉

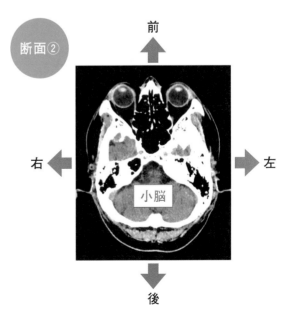

断面②

前 / 右 / 左 / 後

小脳

患者さんのデータが異常所見のときのアセスメント

●診断の目的で検査をしているとき

突然の片麻痺、構音障害、意識障害などがあり、頭部CTで脳内に**高吸収域（白い部分）**として描出される異常部位があれば**脳出血**です（**図13**）。同様の症状があり、頭部CTで**高吸収域がなければ脳梗塞**の可能性を疑います（**❶**）。

突然の激しい頭痛があり、頭部CTで脳底槽やシルビウス裂（**図14**）などにびまん性に高吸収域を認めれば**クモ膜下出血**です（**❷**）。3D-CTアンギオグラフィ（3D-CTA）やMRAで脳動脈瘤破裂部位を検出します。

頭部外傷の数か月後に精神神経症状が出現し、頭部CTで辺縁部に三日月状の血腫があれば**慢性硬膜下血腫**です（**❸**）。脳が健側に圧排されていることも多いです。

●経過観察の目的で検査をしているとき

脳梗塞では発作の数日後より、病巣部がしだいに**低吸収域（黒い部分）**として描出されるようになります（**図15**）。

また、脳血管疾患の発症時や治療中には、脳浮腫の状態をCTで経過観察することも重要です。

図13 脳出血の頭部CT写真

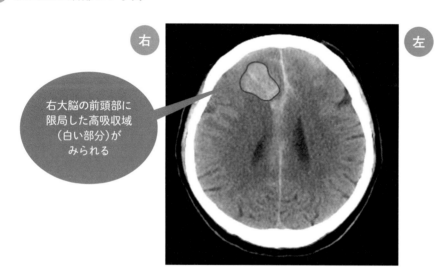

右 / 左

右大脳の前頭部に限局した高吸収域（白い部分）がみられる

■頭部CTのアセスメント

❶突然の片麻痺や構音障害があるとき

頭部CT検査の結果	あわせてみる所見・検査	診断できる疾患・病態
脳実質内に高吸収域の病変	血圧・共同偏視	脳出血
高吸収域の病変なし	頭部MRI検査で異常所見	脳梗塞

❷突然の激しい頭痛があるとき

頭部CT検査の結果	診断できる疾患・病態
脳底槽やシルビウス裂にびまん性に高吸収域	クモ膜下出血

❸頭部外傷の数か月後に頭痛、片麻痺、認知症などがあるとき

頭部CT検査の結果	診断できる疾患・病態
辺縁部に三日月状の血腫	慢性硬膜下血腫

図14 頭蓋骨下の解剖

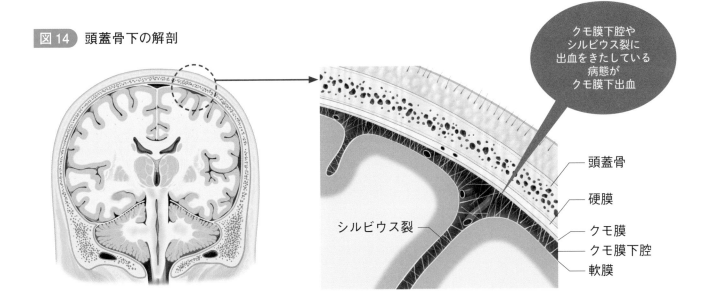

クモ膜下腔やシルビウス裂に出血をきたしている病態がクモ膜下出血

頭蓋骨
硬膜
クモ膜
クモ膜下腔
軟膜

シルビウス裂

図15 脳梗塞の頭部CT写真

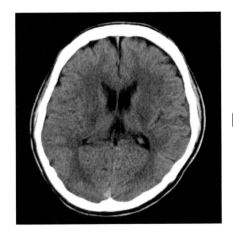

3日後

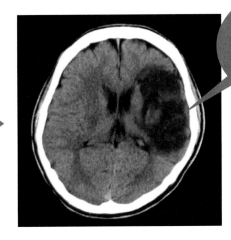

脳梗塞を起こした部位が、しだいに低吸収域（黒い部分）として描出される

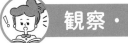 **観察・看護のポイント**

　頭部CTは救急外来で実施する頻度の高い検査です。基本的な見かたは看護師も知っておく必要があります。

　脳血管疾患で自発呼吸がなく、挿管して医師や看護師がアンビューバッグを押しながらCT室に搬送することもあります。医療従事者は撮影時には被曝を防ぐためできるだけ（人工呼吸を中断して）CT室から退室します。やむを得ないときは、**プロテクターや遮蔽板を確実に使用**しながらアンビューバッグを操作します。

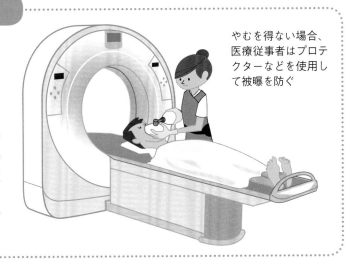

やむを得ない場合、医療従事者はプロテクターなどを使用して被曝を防ぐ

❷胸部CT検査、腹部CT検査、冠動脈CT検査

ひとことで言うと、どんな検査?	胸腔や腹腔内の臓器の様子をくわしくみる検査です。

どんなときに、何をみるために行う検査?	●胸部X線検査で肺疾患が疑われたとき（くわしく診断するため） ●腹痛があるとき（原因疾患を診断するため） ●慢性肝炎・肝硬変のとき（肝臓がんを早期発見するため） ●症状や腫瘍マーカーなどから悪性腫瘍を疑うとき（悪性腫瘍を発見するため） ●狭心症・心筋梗塞を疑うとき（冠動脈の狭窄・閉塞を診断するため）

┃ちょっとくわしい説明

胸部CT検査は単純CT（造影剤を使用しない）が一般的ですが、腹部CT検査では造影CTを撮影することが多いです。

造影剤を使用すると血流が豊富な組織は濃く描出され

て画像のコントラストが明瞭となるため、腹腔内臓器の腫瘍の検出には有用です。ただし、造影剤は重金属を基本につくられており有害です。すみやかに体外に排出するため検査後は水分摂取を積極的にします。

図16 胸部CT写真の左右

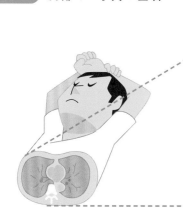

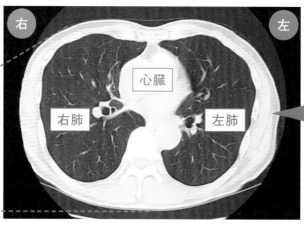

右　左

心臓

右肺　左肺

心臓や肺内の血管および骨は白く写り、空気を含んだ肺実質は黒く写っている

┃患者さんのデータが異常所見のときのアセスメント

●診断の目的で検査をしているとき

胸部X線で指摘された病変をCTでくわしく解析することで、確定診断に近づくことができます（❶）。例えば、結節影の形状をCTで観察して肺がんを強く疑ったり、気胸の原因となったブラやブレブ（嚢胞のこと。ブラやブレブが破裂して気胸が起こる）を発見したりする

ことがあります。

腹痛があって、腹部CTで胆石や尿路結石などが検出できれば、原因を特定することができます（❷）。急性膵炎があれば、組織壊死の範囲を判定します。

症状や腫瘍マーカーなどから悪性腫瘍が疑われたときに、胸部CTや腹部CTで腫瘤の発見に努めます（❸）。細胞診や組織診で確定診断を行います。

冠動脈疾患を疑うときに、冠動脈 CT で冠動脈の狭窄・閉塞の部位や程度を検出できます（❹）。

●経過観察の目的で検査をしているとき

慢性肝炎や肝硬変の経過中に、造影 CT で肝臓に腫瘤が発見されれば肝臓がんの可能性が高いです（**図17**）

（❺）。

造影前には低濃度で描出され、造影剤を使用すると動脈優位相では濃染され、門脈優位相では造影剤が洗い出されるのが肝臓がんに特徴的な CT 像です。ラジオ波や肝動脈塞栓術などで治療を行った後も、CT で経過観察をしていきます。

■ 胸部・腹部 CT のアセスメント

❶ 胸部 X 線で所見があるとき

胸部CT検査の結果	あわせてみる所見・検査	診断できる疾患・病態
病変の詳細な解析	喀痰培養、細胞診、気管支鏡	肺炎・肺がんなど

❷ 腹痛があるとき

腹部CT検査の結果	あわせてみる所見・検査	診断できる疾患・病態
結石、炎症所見など	血液検査、尿検査	胆石、膵炎など

❸ 悪性腫瘍を疑うとき

胸部・腹部CT検査の結果	あわせてみる所見・検査	診断できる疾患・病態
腫瘤影	細胞診、組織診	各臓器のがん

❹ 冠動脈疾患を疑うとき

冠動脈CT検査の結果	あわせてみる所見・検査	診断できる疾患・病態
狭窄・閉塞	心電図、心臓超音波検査	狭心症、心筋梗塞

❺ 慢性肝炎、肝硬変で治療中のとき

腹部CT検査の結果	あわせてみる所見・検査	診断できる疾患・病態
肝臓にhigh/lowパターンの腫瘤影	AFP、PIVKA Ⅱ（腫瘍マーカー）	肝臓がん

図17 肝臓がんの腹部 CT 写真

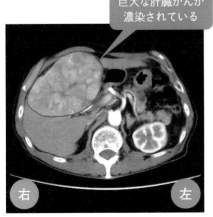

巨大な肝臓がんが濃染されている

①造影CT（動脈優位相）

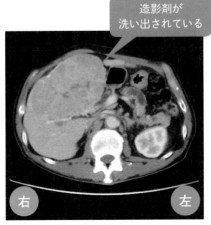

造影剤が洗い出されている

②造影CT（門脈優位相）

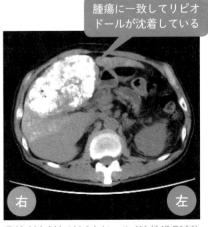

腫瘍に一致してリピオドールが沈着している

③抗がん剤とリピオドール（油性造影剤）を動注後の造影CT

造影CTを行うときは、どこの部位の撮影でも**朝から絶食**です。造影剤に対する**アレルギーの既往や腎疾患の有無**なども検査前に確認する必要があります。検査中や検査後に造影剤の影響でアナフィラキ**シーショックや急性腎不全**を起こすことがあります。

検査後は**点滴や飲水で造影剤の尿中排泄**を促し、**尿量と尿比重を測定する**（造影剤が排泄されれば尿比重は高くなる）など、注意深い観察と看護が必要です。

MRI検査

頭部MRI検査・MRA検査、MR胆管膵管撮影法（MRCP）

ひとことで言うと、どんな検査？	頭部MRIと頭部MRA検査は**脳血管障害**をみる検査です。MRCP検査は**膵臓**をみる検査です。

どんなときに、何をみるために行う検査？	●頭部MRI検査：片麻痺などがありCTで出血がないとき（脳梗塞の診断を行う） ●頭部MRA検査：クモ膜下出血のとき（破裂した脳動脈瘤の部位を同定する） ●MRCP検査：膵臓がんを疑ったとき（診断をするため）

ちょっとくわしい説明

MRI検査は磁気を使用するため、放射線を被曝する心配はありませんが、**ペースメーカーや体内金属を有する患者では禁忌**です。

検査時間が長いため、**緊急性の高い疾患には不向き**で、閉所恐怖症の患者さんには耐えられないこともあります。

患者さんのデータが異常所見のときのアセスメント

●診断の目的で検査をしているとき

症状とCTの結果から脳梗塞が疑われたときに、MRI検査の拡散強調像で高信号域の病変が検出できれば**脳梗塞**です（**図18**）（**①**）。MRアンギオグラフィ（MRA）を用いれば、脳血管の狭窄を検出することも可能です。

クモ膜下出血のときは、MRAや3D-CTAにて破裂した脳動脈瘤を検出し、脳外科にてクリッピング術などを行います（**②**）。

症状や腫瘍マーカーなどから膵臓がんを疑ったときに、MRCPで主膵管の狭窄、不整、硬直化、分枝膵管の欠損などがあれば**膵臓がん**の可能性が高いです（**③**）。

図18 脳梗塞の頭部MRI写真（拡散強調像）

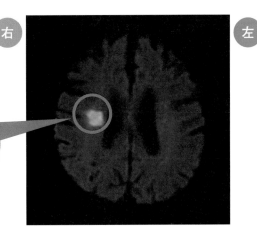

右

左

右大脳に
限局した高信号域
（白い部分）が
みられる

脳梗塞の発作直後は
頭部CTでは
異常を認めませんが、
頭部MRIでは
病変部を描出することが
できます

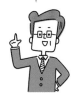

■ MRIのアセスメント

❶突然の片麻痺や構音障害のあるとき

頭部MRI検査の結果	診断できる疾患・病態
拡散強調像で高信号域 ➡	脳梗塞

❷クモ膜下出血のとき

頭部MRA検査の結果	診断できる疾患・病態
脳動脈瘤 ➡	クモ膜下出血の出血源

❸膵臓がんを疑うとき

MRCP検査の結果	あわせてみる所見・検査	診断できる疾患・病態
膵管の異常 ➡	腹部CT、腫瘍マーカー ➡	膵臓がん

 観察・看護のポイント

　MRI検査を受ける患者さんは、磁気に影響を与える可能性があることからネックレスなどの**アクセサリー**を外す必要があります。

　またMRI検査も造影剤を使用することがあります。この場合は造影CTと同様に副作用の有無を確認するとともに、**十分な水分摂取**を促します。

検査前

MRIの磁気への影響を避けるため金属は外す

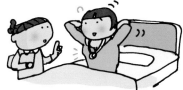

検査後

造影剤は長時間体内にあると有害であることから、十分に水分摂取して体外に排出する

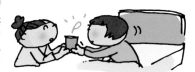

超音波検査

❶心臓超音波検査

| ひとことで言うと、どんな検査? | 心臓の形態や動きをみるための検査です。 |

どんなときに、何をみるために行う検査?	● 心不全症状があるとき(心臓のポンプ機能を判定するため)
	● 心筋梗塞のとき(梗塞の部位や範囲を判定するため)
	● 心雑音がするとき(弁膜症や先天性心疾患を診断するため)
	● 心内膜炎や心筋症を疑うとき(診断のため)

┃ ちょっとくわしい説明

　心臓超音波検査は、非侵襲的でベッドサイドでも簡単に実施できるにもかかわらず、心臓に関する多くの情報を与えてくれます。

　循環器内科の病棟では毎日のように実施されており、現在では聴診器の代わりといっても過言ではありません。

┃ 患者さんのデータが異常所見のときのアセスメント

●診断の目的で検査をしているとき

　息切れや浮腫などの症状があり、心臓超音波検査で心臓のポンプ運動が低下していれば、心不全と診断できます(❶)。ポンプ運動は左心室の駆出率(EF：ejection fraction)で判定します。EF が 45%以下を心臓の収縮能の低下と判断します。

　心筋梗塞のときに、心臓超音波検査で局所的な壁運動の障害をみることで、梗塞の部位と範囲を推定することができます(❷)。

　心雑音が聴取されて、心臓超音波検査で弁の異常(肥厚、可動性の低下など)や血流の異常(逆流など)が証明できれば弁膜症です。先天性心疾患では欠損孔や血流の異常を検出します(❸)。感染性心内膜炎では心腔内に疣贅(いぼ)を証明します。

　また、心筋症では心腔の拡大や心筋の肥厚を証明することで診断ができます(❹)。

●経過観察の目的で検査をしているとき

　心不全の治療経過は EF の改善度で観察できます。弁膜症の手術後の経過なども超音波検査での経過観察が有用です。

■心臓超音波検査のアセスメント

❶ 息切れや浮腫などで心不全が疑われたとき

心臓超音波検査の結果	あわせてみる所見・検査	診断できる疾患・病態
EF ≦45%	胸部X線、BNP	心不全

❷ 心筋梗塞のとき

心臓超音波検査の結果	あわせてみる所見・検査	診断できる疾患・病態
壁運動の局所的な低下	心電図、心筋マーカー	心筋梗塞の部位・範囲

❸ 心雑音を聴取するとき

心臓超音波検査の結果	あわせてみる所見・検査	診断できる疾患・病態
弁の肥厚、可動性の低下、弁口面積の狭小化	心不全症状	弁の狭窄症（AS、MS）
血液の逆流	心不全症状	弁の閉鎖不全（MI、AI）
欠損孔、シャント	チアノーゼ	先天性心疾患（CHD）
疣贅	発熱、CRP	感染性心内膜炎（IE）

❹ 心筋症が疑われたとき

心臓超音波検査の結果	あわせてみる所見・検査	診断できる疾患・病態
心腔の拡大 壁運動のびまん性低下	心不全症状	拡張型心筋症（DCM）
心筋の肥大 非対称性心室中隔肥大	心不全症状	肥大型心筋症（HCM）

 ## 観察・看護のポイント

　病棟に心雑音のある患者さんが入院していたら、お願いして聴診させてもらいましょう。教科書で何回も読むより、実際の雑音を一度でも聴いたほうが記憶に残ります。

　まずは、心拍のⅠ音とⅡ音を聴きわけてください。Ⅰ音とⅡ音の間が収縮期で、Ⅱ音と次の心拍のⅠ音の間が拡張期です。僧帽弁閉鎖不全、大動脈弁狭窄症、心室中隔欠損症などでは収縮期雑音が、僧帽弁狭窄症、大動脈弁閉鎖不全などでは拡張期雑音が聴取されます（**表1**）。

　簡単に言うと、**狭くなったところを血液が通過するときに雑音がします**。

表1 原因疾患と心雑音の種類

僧帽弁閉鎖不全（MI）	**収縮期に**（隙間の空いた僧帽弁を通して）左心室から左心房に血液が逆流するので雑音がする。
大動脈弁狭窄症（AS）	**収縮期に**（狭くなった大動脈弁を通して）左心室から大動脈に血液が流れるので雑音がする。
心室中隔欠損症（VSD）	**収縮期に**（欠損孔を通して）左心室から右心室に血液が流れるので雑音がする。
僧帽弁狭窄症（MS）	**拡張期に**（狭くなった僧帽弁を通して）左心房から左心室に血液が流れるので雑音がする。
大動脈弁閉鎖不全（AI）	**拡張期に**（隙間の空いた僧帽弁を通して）大動脈から左心室に血液が逆流するので雑音がする。

❷腹部超音波検査

| ひとことで言うと、どんな検査? | 腹腔内の臓器の様子を簡単にみる検査です。人間ドックなどにも必ず組み込まれています。 |

| どんなときに、何をみるために行う検査? | ●腹痛があるとき(原因疾患を診断するため)
●慢性肝炎・肝硬変のとき(肝臓がんを早期発見するため)
●症状や腫瘍マーカーなどから悪性腫瘍を疑うとき(悪性腫瘍を発見するため)
●ルーチン検査(無症状の腹腔内疾患を発見するため) |

┃ちょっとくわしい説明

腹部超音波検査も、心臓超音波検査と同様に、現在では聴診器代わりとしてすべての診療科で頻回に実施されています。

食後は胆嚢が収縮して胆石などの検出が困難となるため、検査前は**朝から絶食**(飲水は可)です。排尿すると膀胱内が観察できないため、検査前はできるだけ**排尿をがまんして**もらいます。

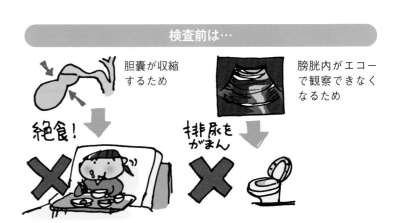

検査前は…

胆嚢が収縮するため　絶食！

膀胱内がエコーで観察できなくなるため　排尿をがまん

┃患者さんのデータが異常所見のときのアセスメント

●診断の目的で検査をしているとき

腹痛の鑑別診断に腹部超音波検査はきわめて有用です(❶)。右季肋部痛があって、胆嚢内を**移動する高エコー(白い)の胆石**が検出できれば**胆石症**です(**図19**)。胆石の**後方が低エコー(黒い)**となるのが特徴です(音響効果)。胆嚢炎を併発すれば胆嚢壁の肥厚を認めます。総胆管結石では胆石より**上流の胆管拡張**を認めます。

側腹部痛があって、水腎症(病変部より上流の尿路が拡張)があれば、**尿路結石**を疑います。血尿の有無などを調べます。右下腹部痛があって、虫垂の壁肥厚があれば、**虫垂炎**です。これら以外にも、腹痛の原因となるさまざまな疾患を腹部超音波検査で推定することが可能です。

慢性肝障害があり、腹部超音波検査で肝臓のエコーレ

ベルの上昇(**肝腎コントラスト上昇**)があり、肝内血管の描出不良や深部減衰を認めれば**脂肪肝**と診断できます(**図20**)(❷)。

●経過観察の目的で検査をしているとき

慢性肝炎の経過中に、肝辺縁が鈍化し、肝表面の凹凸不整を認めるようになれば肝硬変への移行を考えます。慢性肝炎や肝硬変では3～4か月に1度は定期的に超音波検査を行い、肝臓がんの早期発見に努めます。

注意点　肥満や腸管ガスの貯留が多い人は、腹部超音波検査で観察しにくい部位があります。超音波検査で異常所見を指摘されなくても、腹腔内に病気が隠れている可能性は十分にありますので注意が必要です。

■腹部超音波検査のアセスメント

❶腹痛があるとき

腹部超音波検査の結果	あわせてみる所見・検査	診断できる疾患・病態
胆嚢内に可動性の高エコー ➡	右季肋部痛 ➡	胆石症
片側の尿路に水腎症 ➡	病側に側腹部痛、尿検査 ➡	尿路結石
虫垂の壁肥厚 ➡	右下腹部痛、白血球数増加 ➡	虫垂炎
卵巣の異常 ➡	下腹部痛 ➡	卵巣疾患

❷慢性肝障害があるとき

腹部超音波検査の結果	あわせてみる所見・検査	診断できる疾患・病態
肝腎コントラスト上昇 ➡	ウイルス性肝炎を除外 ➡	脂肪肝
肝臓の辺縁鈍化、表面凹凸不整 ➡	アルブミン低値、プロトロンビン時間(PT)延長 ➡	肝硬変
腫瘤影 ➡	AFP、PIVKAⅡ(腫瘍マーカー)➡	肝臓がん

図 19 胆石症の腹部超音波写真

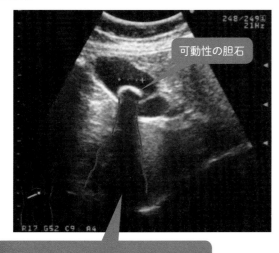

可動性の胆石

胆石の後方(画面では下方)は低エコー(黒色)の音響効果を認める

図 20 脂肪肝の腹部超音波写真

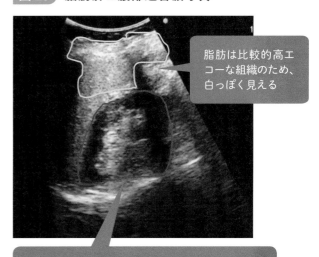

脂肪は比較的高エコーな組織のため、白っぽく見える

腎臓(赤)に比較して肝臓(黄色)のエコーレベルが高い(=白っぽい。肝腎コントラスト上昇)

観察・看護のポイント

　検査中は息止めや体位変換など、患者さんの協力が必要なことも説明しましょう。**保持がつらい場合**や、**尿意を自覚した場合**には早めに伝えてもらうようにします。

　また、検査日の朝から絶食となるため**低血糖のリスク**があります。ふらつきなどに注意し、必要と思われる場合は点滴などを考慮します。

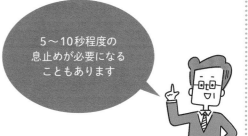

5〜10秒程度の息止めが必要になることもあります

生理検査の基礎知識

心電図検査

ひとことで言うと、どんな検査？
不整脈や虚血性心疾患をみる検査です。入院時のルーチン検査や健康診断の項目にも必ず含まれています。

どんなときに、何をみるために行う検査？
● 不整脈があるとき（診断をするため）
● 狭心症や心筋梗塞を疑うとき（診断をするため）

ちょっとくわしい説明

心臓は右心房にある洞結節が規則正しく電気的に興奮し、それが房室伝導路を伝わって心室を収縮させています。この電気刺激を体外から測定したものが心電図です。1回の心拍にP波、QRS波、T波がワンセットです。P波は**心房の収縮**を、QRS波は**心室の収縮**の開始を反映しています（**図21**）。

刺激伝導系に乱れが生じて、心臓の拍動に異常をきたすのが**不整脈**です。正常の刺激伝導より早めに心室が収縮する**期外収縮**、心房や心室で異所性の興奮が持続する**心房細動や心室細動**、刺激伝導系の伝導障害である**房室ブロック**、洞結節の障害である**洞不全症候群**などがあります。

虚血性心疾患では、**ST部分の低下や上昇**などの異常をきたします。

図21 刺激伝導系

洞結節　左心房　ヒス束
右心房　左脚
房室結節　プルキンエ線維
右脚　左心室
右心室

洞結節を起点とした電気刺激を測定したものが心電図

R波
T波
基線
P波　Q波 S波

洞結節	心房の収縮	房室伝導	心室の収縮

患者さんのデータが異常所見のときのアセスメント

●診断の目的で検査をしているとき

くわしい解説は教科書に譲るとして、ここでは簡単にポイントのみを説明します。

すべての心拍が正常（形も頻度も一定）で、心拍数が多い（QRS波の数が多い）だけであれば**洞性頻脈**で、心拍数が少ない（QRS波の数が少ない）だけであれば**洞性徐脈**です（P.96 ❶）。

大多数の心拍は正常で、ときどき早めに心拍が打つ（QRS波が登場する）のが**期外収縮**です（P.96 ❷）。早めに打った心拍のQRS波の形がほかの心拍と同じなら**上室性期外収縮**で、形が異常なら**心室性期外収縮**です。

心拍がバラバラで、QRS波の形が正常（P波が消失）なのが**心房細動**です（P.96 ❸）。QRS波の形が異常でメチャクチャな心電図が**心室細動**です。心室細動は除細動の適応です。

各心拍のP波とQRS波（それぞれ形は正常）の間隔が異常なのが**房室ブロック**です。特にP波とQRS波が完全に解離しているものを**完全房室ブロック**とよびます（P.96 ❹）。

一時的な心拍停止や高度の徐脈や頻脈の混在があれば**洞不全症候群**です（P.96 ❺）。完全房室ブロックと洞不全症候群はペースメーカーの適応です。

胸痛発作時にST部分の低下があれば**狭心症**です（異型狭心症はST上昇）（P.96 ❻）。胸痛が持続し、ST上昇と異常Q波を認めれば**心筋梗塞**です。

注意点

心室性期外収縮は原則的に経過観察でよいのですが、以下の場合などは心室細動に移行する可能性があるので要注意です。
- ●モニター心電図で出現頻度が高くなった場合
- ●連続して出現する場合
- ●波形の異なる期外収縮が出現する場合
- ●先行する心拍の直後に期外収縮が出現（R on T）する場合

 ## 観察・看護のポイント

通常、心電図の測定は検査技師が行いますが、緊急時などは看護師が行うこともあります。心電図の取りかたはしっかりマスターしておいてください。

標準12誘導心電図の肢誘導の電極は、赤色は**右手**の前腕の屈曲部に、黄色は**左手**の同部位に、黒色は**右足**の下腿の内側部に、緑色は**左足**の同部位に挟

むようにして装着します（**図22**）。

胸部誘導の電極は**図23**の位置に吸盤で押しつけて装着します。胸骨角（胸骨柄と胸骨体の境目で前方に少し突出している）に第2肋骨が付着しているので、その下が第2肋間になると考えれば肋間を同定しやすいと思います。

図22　四肢電極の装着部位

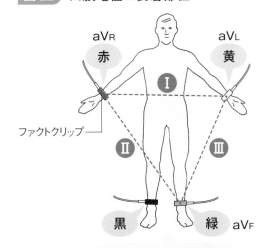

aVR：右手増高単極肢誘導
aVL：左手増高単極肢誘導
aVF：左足増高単極肢誘導

肢誘導Ⅰ～Ⅲ・aVR誘導・aVL誘導・aVF誘導、胸部誘導V₁～V₆を標準12誘導という

図23　胸部誘導の装着位置

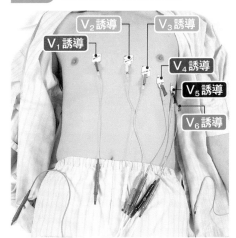

- ● **V₁誘導**＝第4肋間の胸骨右縁
- ● **V₂誘導**＝第4肋間の胸骨左縁
- ● **V₃誘導**＝V₂とV₄を結んだ線の中間点
- ● **V₄誘導**＝第5肋間と左鎖骨中線の交差点
- ● **V₅誘導**＝V₄の高さの水平面と前腋窩線の交差点
- ● **V₆誘導**＝V₄の高さの水平面と中腋窩線の交差点

■心電図のアセスメント

❶すべての心拍が正常（形も頻度も一定）なとき

心電図の結果		診断できる疾患・病態
QRS波の数が多いだけ	➡	洞性頻脈
QRS波の数が少ないだけ	➡	洞性徐脈

❷大多数の心拍が正常だが、ときどき単発的に早めに心拍が打つとき

心電図の結果		みられる心電図波形		診断できる疾患・病態
早めの心拍のQRS波の形が正常	➡		➡	上室性期外収縮
早めの心拍のQRS波の形が異常	➡		➡	心室性期外収縮

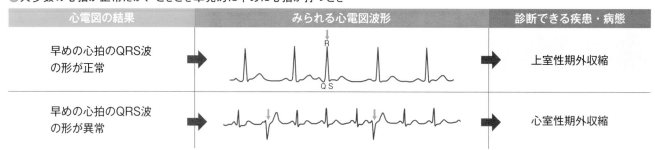

❸心拍がバラバラなとき

心電図の結果		みられる心電図波形		診断できる疾患・病態
QRS波の形が正常 P波が消失（f波）	➡		➡	心房細動
QRS波の形が異常 波形がメチャクチャ	➡		➡	心室細動

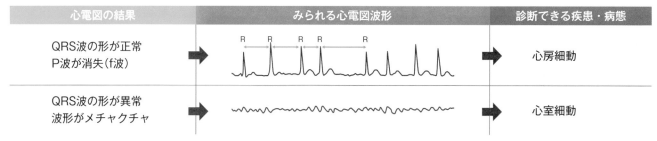

❹それぞれの心拍でP波とQRS波の間隔が異常（形は正常）なとき

心電図の結果		みられる心電図波形		診断できる疾患・病態
P波とQRS波が完全に解離	➡		➡	完全房室ブロック

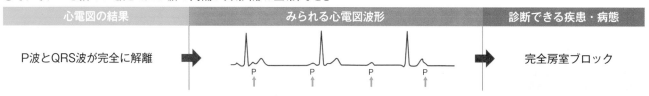

❺高度の頻脈と徐脈の混在があるとき

心電図の結果		みられる心電図波形		診断できる疾患・病態
心拍の一時停止など	➡		➡	洞不全症候群

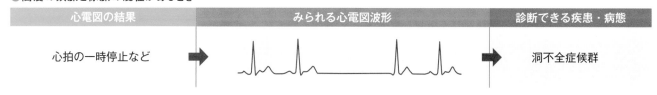

❻胸痛時にST変化があるとき

心電図の結果		みられる心電図波形		診断できる疾患・病態
発作時にのみST低下	➡		➡	狭心症
持続的にST上昇、異常Q波	➡		➡	心筋梗塞

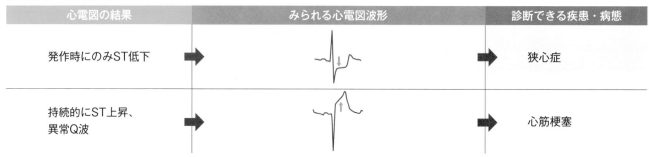

呼吸機能検査

ひとことで言うと、どんな検査?

換気機能をみるための検査です。手術前の検査としても行います。

どんなときに、何をみるために行う検査?

● 気管支喘息や慢性閉塞性肺疾患（COPD）を疑ったとき（閉塞性換気障害をみるため）
● 間質性肺炎を疑ったとき（拘束性換気障害をみるため）
● 手術前検査（無症状の換気機能低下を発見するため）

ちょっとくわしい説明

スパイロメータを用いて、**肺活量**、**1秒率**などを測定します。これによって、**換気機能**（体外の空気を肺胞内に取り込む能力と肺胞内の空気を体外に排出する能力）を調べることができます。

できるだけ深く息を吸い込んで、ゆっくりとすべて吐き出したときの呼気容量を肺活量とよびます。簡単にいうと、どれだけ多くの空気を吸い込むことができたかという吸気力の検査です。日本人の平均的な肺活量は男性で**約3,000〜4,000mL**、女性で**約2,000〜3,000mL**ですが、体格や年齢によって基準値が異なります。そこで、換気機能の確認には患者さんの体格や年齢から算出した標準肺活量に対する患者さんの肺活量の割合である

肺活量比（% VC）を使用します。肺活量比が**80%以上**の場合を正常範囲と判断します。なお、吸気をすべて吐き出した時点で肺のなかに残っている空気の容量を**残気量**とよびます。

一方、できるだけ深く息を吸い込んで、できるだけ速く吐き出したときに、最初の1秒間で吐き出す呼気容量を**1秒量**とよびます。簡単にいうと、どれだけ早く空気を吐き出すことができるかという呼気力の検査です。このときの全呼気量（努力性肺活量）に対する1秒量の割合が**1秒率**（$FEV_{1.0}$%）です。つまり、最初の1秒間で肺活量の何%を吐き出すことができたかを示す指標です。**70%以上**あれば正常範囲と判断します。

患者さんのデータが異常所見のときのアセスメント

●診断の目的で検査をしているとき

肺活量比が低下しているときは、**拘束性換気障害**と診断します（P.98 **図24**）。肺の可動性（コンプライアンス）の低下により吸気時に十分に膨張できないために起こる病態です。周囲を輪ゴムで拘束されている風船を想像してください。風船は十分に膨らみませんが、一気に縮むことはできます。拘束性換気障害をきたす疾患の代表が、**間質性肺炎**（肺線維症）です。

1秒率が低下しているときは、**閉塞性換気障害**と診断します（P.98 **図25**）。気管支に狭窄・閉塞があり気流制限があるために起こる病態です。野球場で飛ばすジェッ

ト風船を想像してください。風船の出口が細くて、一気に縮むことができないのでゆっくり飛びます。閉塞性換気障害をきたす疾患の代表が、**気管支喘息**とCOPDです。

気管支喘息は検査中に気管支拡張薬（β刺激薬）を吸入すれば1秒率の低下は改善します。しかし、COPDは**非可逆性の変化**ですので、気管支拡張薬を吸入しても改善しません。**残気量の増加**もCOPDの特徴です。

●経過観察の目的で検査をしているとき

気管支喘息ではピークフローメーターを用いて、患者さんが自己管理を行うことがあります。ピークフローメーターは携帯可能で、**ピークフロー値**（最大瞬間呼気流

速：1秒量と同様に呼気時の気流制限の程度が評価できる）を測定することができます。ピークフロー値が低下している場合は、発作が起こりかけていると判断して、薬剤の増量や医療機関への連絡を指導します。

■ 呼吸機能検査のアセスメント

換気機能の異常を疑ったとき、術前検査の結果

呼吸機能検査の結果		診断できる疾患・病態
肺活量比（%VC）<80%		拘束性換気障害（間質性肺炎）
1秒率（FEV$_{1.0}$%）<70% 気管支拡張薬で改善あり		閉塞性換気障害（気管支喘息）
1秒率（FEV$_{1.0}$%）<70% 気管支拡張薬で改善なし　残気量の増加		閉塞性換気障害（慢性閉塞性肺疾患）

図24　拘束性換気障害

肺活量

輪ゴムでグルグル巻き（拘束）されて膨らまない風船を想像して！

肺活量

正常時	十分に空気を吸い込むことができる（肺活量は十分）

拘束性換気障害	肺胞壁の線維化により、空気を十分に吸い込むことができない（肺活量が低下）

肺活量：できるだけ深く息を吸い込んで、ゆっくりとすべて吐き出したときの呼気容量

図25　閉塞性換気障害

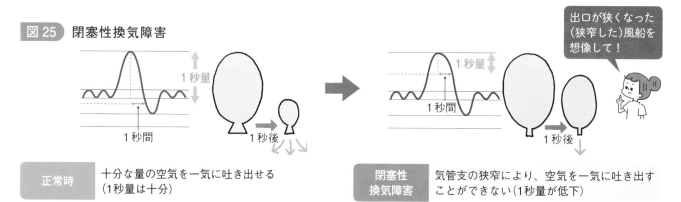

1秒量

1秒間

1秒後

出口が狭くなった（狭窄した）風船を想像して！

1秒量

1秒間

1秒後

正常時	十分な量の空気を一気に吐き出せる（1秒量は十分）

閉塞性換気障害	気管支の狭窄により、空気を一気に吐き出すことができない（1秒量が低下）

1秒量：できるだけ深く息を吸い込んで、できるだけ速く吐き出したときに、最初の1秒間で吐き出す呼気容量

観察・看護のポイント

　日本のCOPD潜在患者数は500万人にも及ぶと推測されています。根本的な治療法はありません。ほとんどが喫煙によるため、まずは禁煙指導が大切です。また、COPDのような慢性呼吸不全患者の呼吸状態が増悪したときに高濃度の酸素投与をすると、CO$_2$ナルコーシスを起こして致死的になることもありますので要注意です。

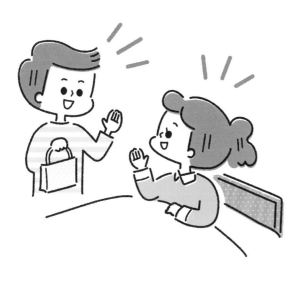

Part 4

病状別
検査データの
読みかた

受け持ち患者さんの病状別に
どのような流れで検査データを読めばよいか、
アセスメントと看護のポイントを解説します。

病状別に検査値を考える理由

検査データの羅列を漠然とみても、病態は把握できない

入院時や健康診断のときは、病気が隠れていないかを調べるため、ひと通りのルーチン検査を行うことがあります。しかし、通常は患者さんに何らかの自覚・他覚症状があり、その**原因や病態を明らかにする**ために検査を行うことが普通です。

また、最初から"ローラー作戦"のように、あらゆる検査をかたっぱしから行うことはありません。**重要度が高く、できるだけ侵襲度の低い**（患者さんが苦痛を伴わない）検査からはじめて、その結果を踏まえたうえで次のステップへと検査を進めていきます。

つまり、患者さんが受けている検査には、**検査を受けた理由と主治医の意図に沿った流れ**があるのです。看護学生が実習で受け持ち患者さんの検査データをみたとき、なかなか病態が把握できないのは、その**流れを意識**していないからです。例えば、入院して1か月後の患者さんを受け持てば、カルテには膨大な検査データが記載されているはずです。それぞれの検査項目の意味を、

上から順に1つひとつ調べても全容がつかめません。検査を受けた1か月の経過を横で見てきたわけではありませんので、最終的な結果である検査データの集合を漠然と眺めても、病態が把握できないのはあたりまえです。

例えば、殺人事件の捜査結果として、事故現場の写真、証拠品、聞き込み調査の結果など膨大なデータがあっても、それらを一度にドンと見せられただけでは優秀な刑事さんでもなかなか犯人を見つけられません。事件の様子、被害者の背景、捜査の流れなどがわかって、はじめて捜査データの意味することを理解して整理し、犯人を見つけることができるのです。

同じように、受け持ち患者さんの検査データも、入院時にどのような症状があって、どのような経過で検査が進められてきたかを意識しながら読むことで、はじめて現在の患者さんの病態を把握することができます（**図1**）。

検査の意味と流れを意識し、病態把握につなげる

そこで、ここでは患者さんの病状別に、「**病態解明にどのような検査が必要であるか？**」「**どのように検査を進めていくか？**」などを解説します。「病棟で出合う一般検査、血液検査」と「病棟で出合う画像検査、生理検査」で学んだ検査項目別のアセスメントの方法を基礎知識として、患者さんの病態解明に必要な検査項目が**段階的に計画され、意味を持ってくる**ことを理解してください。病棟実習で検査データを読むときも、**患者さんの病状に即した検査の流れ**を意識すれば、現在の患者さんの病態が目の前に浮かび上がってくるはずです。

検査は「患者さんの症状から判断して重要度が高く、低侵襲なものから」が基本！

何を目的に検査をしたのか、「Part2」「Part3」を振り返って、それぞれの検査の意味を確認しよう！

| 患者さんに自覚・他覚症状がある | → | 原因や病態を明らかにするため検査を行う | → | 診断を確認するため次のステップの検査を行う | → | 結果に対して適切な治療・看護が行われる |

図1 データの解釈に必要なもの

"名刑事"の場合

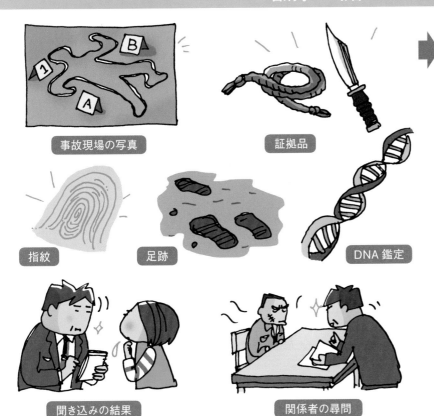

事故現場の写真

証拠品

指紋

足跡

DNA鑑定

聞き込みの結果

関係者の尋問

このような捜査データがいくらあっても、漠然とみるだけでは、犯人は見つからない

事件のようす、被害者の背景、捜査の流れなどがわかれば、捜査データの意味することを理解して整理でき、犯人を見つけることができる

"名看護師"の場合

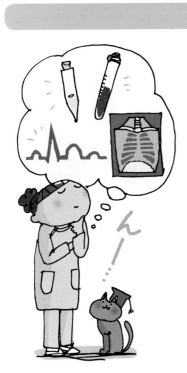

尿検査の結果
尿定性検査
尿沈渣
血液検査の結果
血球検査
凝固線溶系検査
生化学・免疫血清学検査
画像検査の結果
X線・CT・MRI・超音波検査
生理検査の結果
心電図、呼吸機能検査

刑事同様、膨大な検査データを漠然とみるだけでは病態は把握できない

患者さんの症状や経過、検査の流れなどがわかれば、検査データの意味することを理解して整理でき、病態を把握することができる

病状別に検査値を考える理由

Part 4 病状別検査データの読みかた

循環器疾患

❶ 心不全の症状があるとき

病態解明に必要な検査の基準値と高値・低値で考えられる疾患や病態

		基準値		
		□胸部X線心胸郭比（CTR）50％未満	高値 →	●心不全
●心不全	← 低値	□心臓超音波検査駆出率（EF）45％以上		
		□脳性ナトリウム利尿ペプチド（BNP）18.4 pg/mL未満	高値 →	●心不全

病状の簡単な説明

　心不全には、心筋梗塞などで突然に発症して心原性ショックなどを呈する**急性心不全**と、慢性的な心筋障害によってポンプ機能が低下した**慢性心不全**があります。ここでは、おもに慢性心不全について説明します。

　慢性心不全は、**左心不全**と**右心不全**に大別されますが、右心不全の多くは左心不全に続発します。左心不全では肺循環のうっ血により、肺水腫、呼吸困難、起座呼吸、血性（鉄さび色）泡沫状喀痰などを認めます。右心不全では体循環のうっ血により、頸静脈怒張、浮腫、腹水、肝腫大などを認めます。臨床症状から心不全の重症度を判定するときはニューヨーク心臓協会（NYHA）の機能分類を用います（**表1**）。

表1 心不全の機能分類（NYHA）

重症度	Ⅰ度	Ⅱ度	Ⅲ度	Ⅳ度
定義	普通の身体活動で症状なし（心疾患があるが身体活動の制限なし） 階段も何ともない！	普通の身体活動で症状（動悸、呼吸困難など）が出現（身体活動が軽度〜中等度の制限） 階段を登ったらハアハア！	普通以下の身体活動で症状が出現（身体活動が高度の制限） 歩いてもハアハア！	非常に軽度の身体活動で症状の増悪（安静時でも症状あり） 寝ていてもハアハア！

検査の流れとアセスメント

〈Step 1〉

胸部X線写真で心胸郭比（CTR）を計測して、**心拡大の有無**をみます。**CTR 50%以上は心拡大と判定して**心不全を疑います。ただし、もともと心臓が大きい人もいますので、**以前のX線写真との比較**が大切です。

肺野で葉間胸膜の肥厚や両肺門から広がる浸潤影（バタフライ陰影）があれば心不全に伴う肺水腫と診断します。

〈Step 2〉

心臓超音波検査で**心臓のポンプ機能**を調べます。左心室の駆出率（EF）が**45%未満**であれば、収縮機能が低下しています。カラードップラー法（血流の方向や速度がわかる）で拡張期に心室に流入する血流を見ることに

より、拡張機能の低下を判定することができます。

さらに、心臓超音波検査で心筋の肥大、心腔の拡張、弁膜の異常や血流障害、心筋運動の障害などを観察することで、心不全の原因疾患を診断することができます。

〈Step 3〉

血液検査で**脳性ナトリウム利尿ペプチド（BNP）**を調べます。心室に負荷がかかるほど血中濃度が上昇します。重症な心不全ほどBNPは上昇しますが、上昇の程度には個人差があります。同一の患者さんの経過をみるために有用です。

治療により心不全が軽快すると、増加していたBNPが低下してきます。

心不全の症状があるときの検査の流れ

Step 1	Step 2	Step 3
胸部X線写真により、心胸郭比（CTR）を測定して心拡大の有無をみる	心臓超音波検査で①心臓のポンプ機能をみる②心不全の原因疾患を診断する	血液検査で脳性ナトリウム利尿ペプチド（BNP）を調べる

観察・看護のポイント

呼吸困難の様子、喀痰の性状、頸静脈怒張や浮腫の有無などを観察してください。浮腫は下腿前面や足背部などを指で押して、陥凹の程度で判定できます（**表2**）。体重の変化も水分貯留のめやすとして大切です。

心不全の患者さんは**半座位**などにすると呼吸が楽になります。下半身から心臓に戻る静脈還流が緩やかになり、心臓に対する負荷が減るからです。

表2 浮腫の程度

スケール	圧痕の深さ	もとの皮膚の状態に戻るまでの時間
1＋	2mm	すぐ
2＋	4mm	10〜15秒
3＋	6mm	1分以上
4＋	8mm	2〜5分

❷ 激しい胸痛発作があるとき

病態解明に必要な検査の基準値と高値・低値で考えられる疾患や病態

	基準値	
● 狭心症（発作時のみ 低下） ← **低下**	□ 心電図のST部分 平坦	**上昇** → ● 心筋梗塞
	□ 白血球数（WBC） 3,500〜9,000/μL	**高値** → ● 心筋梗塞
	□ 心筋マーカー （H-FABP、トロポニ ンT、CK-MB、AST、 LD）	**高値** → ● 心筋梗塞

病状の簡単な説明

突然の激しい胸痛で、最初に考えないといけないのは虚血性心疾患です（**図2**）。どんな症状に対しても、まずは**緊急性の高い疾患の可能性を調べる**ことが大切です。

心筋に酸素を供給している冠動脈が閉塞し、支配する血流域の心筋が**不可逆的な壊死**を起こした状態が心筋梗塞です。**突発した激しい胸痛**が持続し、不整脈、心原性ショック、心破裂などを起こして致死的なこともあります。心電図や血液検査の異常は**発作後の経過時間で変化**します。

一方、冠動脈の狭窄や攣縮(れんしゅく)により、**一過性に心筋虚血を起こす**状態が狭心症です。胸痛が発作的に出現して**数分で消失**します。心電図の異常は発作時のみ認められます。血液検査の異常はありません。

上記の虚血性心疾患が否定されたときは、大動脈解離、気胸、肺血栓塞栓症(はいけっせんそくせんしょう)などの可能性を考えます。

図2 代表的な虚血性心疾患

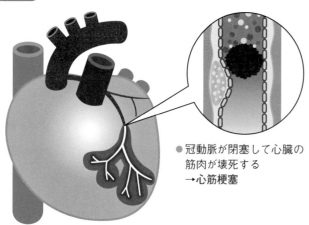

● 冠動脈が閉塞して心臓の 筋肉が壊死する →心筋梗塞

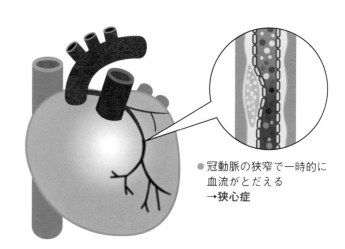

● 冠動脈の狭窄で一時的に 血流がとだえる →狭心症

検査の流れとアセスメント

●胸痛発作が現在も持続している場合

〈Step 1〉

心電図でST上昇があれば、心筋梗塞を疑います。発作直後よりT波の増高とST上昇があり、2～4時間後より異常Q波が出現します。心電図12誘導のうち異常を認める誘導によって、梗塞部位を推定することができます。例えば、胸部誘導 V_2 ～ V_4 に異常があれば前壁中隔梗塞、四肢誘導Ⅱ、Ⅲ、aV$_F$に異常があれば下壁梗塞です。なお、心外膜炎では広範囲の誘導でST上昇を認めます。

＊心電図に異常がないときは〈Step 5〉に進む。

〈Step 2〉

白血球数（WBC）や心筋由来の酵素やタンパク（心筋マーカー）を測定します。心筋梗塞発作後の血液異常は時間経過とともに変化しますので、採血結果によって発作時間を推定することができます（P.106 図3）。

白血球数は発作の2～3時間後には増加しますが、心筋梗塞に特異性は低い（他のさまざまな病態でも増加する）ので白血球数だけでは診断できません。心筋梗塞に特異性が高くて早期から鋭敏に上昇するのは、心筋マーカーの心筋型脂肪酸結合タンパク（H-FABP）です。発作の1～2時間後より急速に上昇し、5～8時間でピークとなります。トロポニンTは同じく急性期の心筋マーカーですが、発作の3～4時間後より上昇し、12～18時間でピークとなり、その後も数日は検出されます。

CK-MBは発作後の2～4時間より上昇し、24時間前後でピークとなります。心筋梗塞の範囲が広いほど、CK-MBは高く上昇します。続いて4～6時間後よりアスパラギン酸アミノトランスフェラーゼ（AST）が上昇し、24時間前後でピークとなります。最後に乳酸脱水素酵素（LD）が8～12時間後より上昇し、2～3日でピークとなります。これらの心筋マーカーが上昇する時間は症例差がありますので、あくまでもめやすです。

〈Step 3〉

心臓超音波検査で心臓の壁運動を調べます。局所的な壁運動異常を観察することで、梗塞部位を推定できます。また、ポンプ機能をみることで、心筋梗塞による急性心不全の診断ができます。血液中のBNPは心筋梗塞で上昇し、その上昇度は予後の評価に使用されます。

〈Step 4〉

心臓カテーテル検査で冠動脈の閉塞を確認し、同時に冠動脈インターベンションによる治療を行います（P.106 図4）。

〈Step 5〉

心電図でST上昇を認めない（心筋梗塞が否定的である）場合は、胸部X線やCT検査を行います。肺の虚脱があれば気胸、胸部大動脈に偽腔があれば大動脈解離、肺造影CTで異常があれば肺血栓塞栓症を考えます。

■激しい胸痛発作が持続しているときの検査の流れ

Step 1	Step 2	Step 3
心電図により、ST上昇の有無をみる ※心電図波形に異常がない場合はStep5へ	血液検査で白血球数（WBC）や心筋マーカーを測定する	心臓超音波検査で心臓の壁運動を調べる

Step 4	Step 5
心臓カテーテル検査で ①冠動脈の閉塞を確認する ②冠動脈インターベンションによる 治療を行う	（心電図波形に異常がない場合） 胸部X線やCT検査で疾患を確定する

図3 心筋梗塞発症後の心筋マーカーの変動

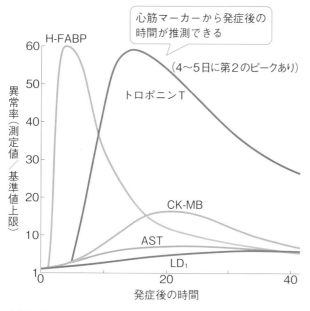

心筋マーカーから発症後の時間が推測できる

（4～5日に第2のピークあり）

H-FABP
トロポニンT
CK-MB
AST
LD₁

異常率（測定値／基準値上限）

発症後の時間

安倍紀一郎，森田敏子：関連図で理解する 循環機能学と循環器疾患のしくみ 第3版．日総研出版，愛知，2010：210-211．より一部改変して転載

図4 冠動脈インターベンション

前壁中隔梗塞

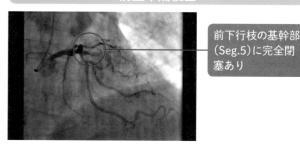

前下行枝の基幹部（Seg.5）に完全閉塞あり

冠動脈インターベンション後

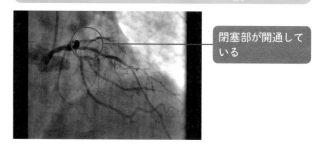

閉塞部が開通している

●胸痛発作が現在は消失している場合

〈Step 1〉

心電図でST変化がないときは、**運動負荷心電図**で発作を誘発してST変化を観察します。ST低下があれば労作性の狭心症です。運動負荷で変化がないときは、**24時間心電図**を行います。安静時に胸痛発作があって、そのときの心電図にST変化があれば安静時狭心症です。

発作時にSTが上昇するタイプは異型狭心症とよびます。

〈Step 2〉

冠動脈CTや心臓カテーテル検査で**冠動脈の狭窄や攣縮**を確認します。心臓カテーテル検査では、狭窄部の拡張術など冠動脈インターベンションを同時に行います。

〈Step 3〉

脂質異常症や糖尿病の検査を行って、危険因子の有無を調べます。

■胸痛発作が消失しているときの検査の流れ

Step 1	Step 2	Step 3
運動負荷心電図や24時間心電図により、発作時の異常波形の有無をみる	冠動脈CTや心臓カテーテル検査で冠動脈の狭窄や攣縮を確認する	脂質異常症や糖尿病の検査を行い、危険因子の有無を調べる

観察・看護のポイント

高齢者では心筋梗塞でも胸痛を訴えないことがありますので、重篤感のある**高齢者は胸痛の有無にかかわらず心電図を確認**することが大切です。

虚血性心疾患の患者さんを受け持ったら、**動脈硬化の危険因子**（喫煙歴、肥満、脂質異常症、糖尿病、高血圧症）の有無を確認して、生活指導を行ってください。心筋梗塞の急性期は全身管理と合併症の対策が最優先ですが、早期からのリハビリや家族を含めた精神的なサポートも重要です。

呼吸器疾患

呼吸困難を訴えるとき

病態解明に必要な検査の基準値と高値・低値で考えられる疾患や病態

		基準値		
● I型呼吸不全、II型呼吸不全	◀ 低値	□経皮的酸素飽和度（SpO$_2$）98〜100％		
● I型呼吸不全、II型呼吸不全	◀ 低値	□動脈血酸素分圧（PaO$_2$）80〜100 mmHg		
●過換気	◀ 低値	□動脈血二酸化炭素分圧（PaCO$_2$）35〜45 mmHg	高値 ▶	● II型呼吸不全
●アシドーシス	◀ 低値	□水素イオン指数（pH）7.35〜7.45	高値 ▶	●アルカローシス

病状の簡単な説明

「呼吸が苦しい」「呼吸をするのに努力がいる」といった自覚症状が呼吸困難です。患者さんが呼吸困難を訴えるときは、呼吸器疾患だけでなく、左心不全、貧血、心因性などさまざまな原因が考えられます。

また、突然に始まる激しい呼吸困難は、アナフィラキシーショックや異物による気道閉塞、肺梗塞、緊張性気胸、喘息の重責発作など、緊急性の高い病態が考えられます。

検査の流れとアセスメント

〈Step 1〉

迅速かつ簡便に呼吸状態を判定する方法として、パルスオキシメータ（P.108 **図 5**）による経皮的酸素飽和度（SpO$_2$）の測定を行います。SpO$_2$ が 90%以下は動脈血酸素分圧（PaO$_2$）の 60mmHg 以下に相当しますので、酸素投与が必要な重症な呼吸不全と考えます。SpO$_2$ が 50%以下まで低下すると、脳の酸素不足による昏睡を起こして非常に危険な状態となります。

〈Step 2〉

動脈血を採取して、動脈血液ガス分析を行います。PaO$_2$ が 80mmHg 以下のときは要注意で、60mmHg 以下を呼吸不全による低酸素血症と診断します。

動脈血二酸化炭素分圧（PaCO$_2$）が 45mmHg 以上の高二酸化炭素血症を伴えば II型呼吸不全と診断します。PaCO$_2$ が 60mmHg を超えた場合は人工呼吸器による強制換気を考慮する必要があります。なお、PaCO$_2$ が

上昇して水素イオン指数（pH）が低下しているなら**呼吸性アシドーシス**、$PaCO_2$ が低下して pH が上昇しているなら**呼吸性アルカローシス**です。

〈Step 3〉

急性呼吸不全では酸素投与や人工呼吸器で呼吸管理を（必要に応じて循環管理も）行いながら、胸部 X 線や CT 検査で呼吸不全の原因を検索します。もともと COPD などで慢性呼吸不全がある患者さんが急性増悪している場合は、感染症の合併を考えて CRP（C 反応性タンパク）などを調べます。

慢性心不全がある患者さんは心不全の増悪を疑って、**心臓超音波検査**などを行います。

■呼吸困難を訴えているときの検査の流れ

Step 1	Step 2	Step 3
パルスオキシメータで経皮的酸素飽和度（SpO_2）を測定する	動脈血液ガス分析で低酸素血症や高二酸化炭素血症の程度を調べる	①急性呼吸不全の場合：呼吸管理を行いながら胸部X線やCT検査で呼吸不全の原因を検索する ②慢性呼吸不全の急性増悪の場合：感染症を疑い血液検査でCRP（C反応性タンパク）の値などを調べる

図5 パルスオキシメータ

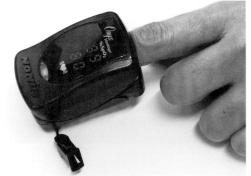

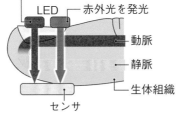

● 皮膚の表面から、動脈血の酸素飽和度を測定する

赤色光を発光
LED ── 赤外光を発光
動脈
静脈
生体組織
センサ

酸素（O_2）
酸素と結びつくとヘモグロビンは赤くなる
ヘモグロビン（Hb）
酸素と結合した赤血球の割合が酸素飽和度

観察・看護のポイント

多くの診療科において、SpO_2 の測定は看護師が毎日のように実施しています。パルスオキシメータを装着する前には、**指先の汚れやマニキュアは取り除きます。測定値にエラーが出る場合は、**指の変更や温める**などの工夫を行います。測定結果を記録するときは、**酸素を投与していない状態（room air）**であるか、何 L の酸素を投与中であるかも記載します。

SpO_2 が低値の場合は、看護師の判断で酸素投与を開始することもあり得ます。しかし、慢性呼吸不全の患者に高流量の酸素を投与すると、**CO_2 ナルコーシス**を引き起こす可能性があるので要注意です。

COPDなどで呼吸状態が悪い患者

高濃度酸素投与

CO_2 ナルコーシスの恐れ

● 体内の二酸化炭素をチェックするセンサーが壊れている
➡ 酸素をチェックするセンサーのみで呼吸をコントロールしている

● 酸素が増加するので、センサーは反応せずに換気は改善しない
➡ 二酸化炭素が溜まる一方となる

肝臓疾患

❶急性の肝機能障害があるとき

病態解明に必要な検査の基準値と高値・低値で考えられる疾患や病態

	基準値	
	□アスパラギン酸アミノトランスフェラーゼ（AST） 10〜35 U/L □アラニンアミノトランスフェラーゼ（ALT） 5〜30 U/L	**高値** ➡ ●肝細胞障害
	□総ビリルビン（T-Bil） 0.2〜1.2 mg/dL	**高値** ➡ ●肝機能障害（黄疸）
●肝機能障害 ⬅ **低値**	□PT活性 70〜130％	
	□アンモニア（NH$_3$） 50 μg/dL以下	**高値** ➡ ●肝機能障害（肝性脳症）

病状の簡単な説明

　肝機能障害が急速に進行するのは、ほとんどの場合が**急性ウイルス性肝炎**です。原因は肝炎ウイルスのA型、B型、C型によるものが大部分ですが、D型、E型あるいは肝炎ウイルス以外（サイトメガロウイルスなど）によるものもあります。

　A型肝炎の頻度が最も多く、汚染された飲料水や貝類などを介して**経口感染**します。上下水道が完備されていない発展途上国への渡航時などには要注意です。B型肝炎が成人で感染するのは、ほとんどが**性行為**によるものです。C型肝炎も針刺し事故などで感染する**血液感染**ですが、感染経路が不明なこともあります。

　A型とB型の急性肝炎は、大部分の症例が自然治癒して慢性化しません。ただし、乳幼児期にB型肝炎を母子感染した場合は、体内にウイルスが存在したまま肝炎は起こしていない**無症候性キャリア**の状態となります。無症候性キャリアのうち約10％が将来的に慢性肝炎を発症します。一方、C型肝炎は60〜70％の症例で慢性化（慢性肝炎➡肝硬変➡肝臓がん）します。

　いずれのウイルスによる急性肝炎でも、一部の症例が劇症化します（B型肝炎が最も頻度が高い）。劇症肝炎はきわめて重篤な病態であり、生体肝移植の適応となります（P.110 **表3**）。

表3 急性ウイルス性肝炎

	A型肝炎	B型肝炎	C型肝炎
感染経路	経口感染	母子感染、血液感染、体液感染（性行為）	血液感染（針刺し、刺青）
発症時の肝炎ウイルスマーカー	●IgM抗HA抗体が陽性	●HBs抗原とHBe抗原が陽性 ●IgM-HBc抗体が高力価で陽性（無症候性キャリアの急性増悪では力価は低い）	●HCV-RNA検査が陽性
経過	●ほとんどの症例が自然治癒する	●ほとんどの症例が自然治癒する ●乳幼児期の感染では無症候性キャリアとなり、10％が将来的に慢性肝炎となる	●60〜70％の症例で慢性化する（慢性肝炎→肝硬変→肝臓がん）

＊A型肝炎とB型肝炎には感染予防のためのワクチンがある
＊いずれのタイプでも劇症肝炎に移行する可能性がある。B型肝炎で頻度が高い

検査の流れとアセスメント

〈Step 1〉

患者さんは症状が出現して、アスパラギン酸アミノトランスフェラーゼ（AST）・アラニンアミノトランスフェラーゼ（ALT）が上昇している状態で入院してくるのが普通です。まずは、AST・ALTが高度（500U/L以上）に上昇していることを確認します。3,000U/L以上であれば、広範囲の肝細胞壊死を考えます。ビリルビンの値で黄疸の程度を調べます。これらの検査データは経過観察をするうえでも重要です。

〈Step 2〉

プロトロンビン時間（PT）の延長やアンモニア（NH_3）濃度の上昇を調べて、肝炎の重症度を判定します。初発症状の出現から8週以内に、PT活性が40％以下に低下し、昏睡Ⅱ度以上の肝性脳症を生じた場合に、劇症肝炎と診断します（表4）。

〈Step 3〉

肝炎ウイルスマーカーにより、原因ウイルスを同定します。症状が出現して入院した時点で、IgM抗HA抗体が陽性であればA型急性肝炎です。AST・ALTやビリルビン値が低下し、IgG抗HA抗体が出現すれば回復期のサインです（図6）。

症状が出現した時点でHBs抗原とHBe抗原が陽性であれば、B型急性肝炎です。IgM-HBc抗体も高力価で陽性です。AST・ALTやビリルビン値が低下し、HBe抗原が消失してHBe抗体が出現すれば回復期のサインです。その後、HBs抗体も陽性となります（図7）。なお、B型肝炎ウイルスの無症候性キャリアが急性増悪した場合の病状は、初感染のB型急性肝炎と鑑別が難しいことがあります。無症候性キャリアの急性増悪ではIgM-HBc抗体の力価が低い（抗体値＜10.0S/CO）傾向にあります。

発病時のIgM抗HA抗体とHBs抗原が陰性であれば、C型肝炎あるいはその他のウイルスによる肝炎を考えます。C型肝炎ではHCV-RNA検査が陽性となります。HCV抗体が陽性となるのは回復期になってからですので、病初期に「HCV抗体が陰性なのでC型急性肝炎ではない」と判断しないように注意してください（図8）。

■急性の肝機能障害があるときの検査の流れ

Step 1	Step 2	Step 3
アスパラギン酸アミノトランスフェラーゼ（AST）・アラニンアミノトランスフェラーゼ（ALT）の高度（500U/L以上）な上昇を確認する	プロトロンビン時間（PT）の延長やアンモニア（NH_3）濃度の上昇を調べて、肝炎の重症度を判定する	肝炎ウイルスマーカーにより、原因ウイルスを同定する

表4 肝性脳症の昏睡度分類（第12回犬山シンポジウム，1982　一部改変）

昏睡度	I	II	III	IV	V
精神症状	● 睡眠−覚醒リズムの逆転 ● 多幸気分、時に抑うつ状態 ● だらしなく、気にとめない状態	● 指南力（時、場所）障害、物を取り違える ● 異常行動、時に傾眠状態（普通の呼びかけで開眼し会話ができる）、無礼な言動があったりするが、医師の指示に従う態度をみせる	● しばしば興奮状態、またはせん妄状態を伴い、反抗的態度を見せる ● 傾眠傾向（ほとんど眠っている） ● 外的刺激で開眼しうるが、医師の指示に従わない	● 昏睡（完全な意識の消失） ● 痛み刺激に反応する	● 深昏睡 ● 痛み刺激にもまったく反応しない

図6　A型急性肝炎のウイルスマーカー

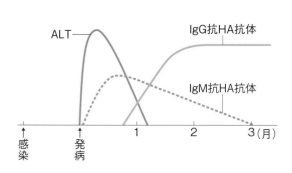

図7　B型急性肝炎のウイルスマーカー

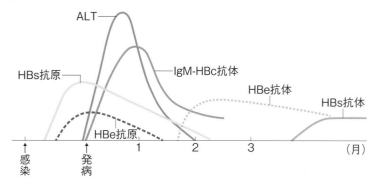

図8　C型急性肝炎のウイルスマーカー

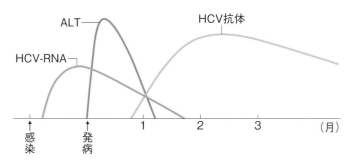

図6〜8はいずれも、加藤眞三：肝／胆／膵．浅野嘉延，吉山直樹 編：看護のための臨床病態学 改訂4版．南山堂，東京，2020：242-243．より一部改変して転載

観察・看護のポイント

　急性肝炎の患者さんでは異常行動や傾眠状態など、**肝性脳症を示唆する症状の有無**に注意してください。劇症肝炎に対する生体肝移植では、非常に限られた時間のなかでドナー候補の家族に説明して同意をとる必要があります。

　もし、皆さんのお父さんが劇症肝炎になって「お父さんを助けるためには、あなたの肝臓の一部を移植するしかありません。しかし、腹部を大きく切るので傷跡が残りますし、手術による合併症のリスクがあります。時間がないので、1時間以内に返事をしてください」と言われて、すぐに判断することができるでしょうか。同意しても、拒絶しても、ドナー候補者には大きな負担がかかります。**ドナー候補者に対する精神的なサポートも非常に大切な仕事です。**

❷慢性の肝機能障害があるとき

病態解明に必要な検査の基準値と高値・低値で考えられる疾患や病態

	基準値	
	□アスパラギン酸アミノトランスフェラーゼ(AST) 10〜35 U/L	
	□アラニンアミノトランスフェラーゼ(ALT) 5〜30 U/L	→ 高値 ●肝細胞障害
	□総ビリルビン(T-Bil) 0.2〜1.2 mg/dL	→ 高値 ●肝機能障害(黄疸)
●肝機能障害 ← 低値	□アルブミン(Alb) 4.0〜5.0 g/dL	
●肝機能障害 ← 低値	□PT活性 70〜130%	
	□アンモニア(NH_3) 50 μg/dL以下	→ 高値 ●肝機能障害(肝性脳症)
●肝臓の線維化 ← 低値	□血小板数(Plt) 15〜35万/μL	
	□α-フェトプロテイン(AFP) 20 ng/mL以下 □PIVKA II 40 mAU/mL未満	→ 高値 ●肝臓がん

病状の簡単な説明

　臨床的には6か月以上持続する肝機能異常があり、肝硬変や脂肪肝が除外できれば慢性肝炎と診断します。慢性肝炎の約20%の症例がB型肝炎ウイルスによるもので、約70%の症例がC型肝炎ウイルスによるものです（**表5**）。それ以外はアルコールや自己免疫疾患による肝障害です。

　肝硬変は慢性肝炎の終末像であり、**肝細胞が破壊されて線維化が進んだ状態**です。経過中に症状に乏しく日常生活にあまり支障がない**代償期**と、はっきりした症状（黄疸、腹水、肝性脳症）がある**非代償期**があります。門脈圧亢進症による食道静脈瘤などを合併し、経過中に高率に**肝臓がんを発生**しますので要注意です。

表5	慢性ウイルス性肝炎	
	B型肝炎	**C型肝炎**
肝炎ウイルスマーカー	●HBs抗原が陽性 ●HBe抗原も陽性の場合、感染力が強いことを意味する	●HCV抗体が陽性
経過	●慢性肝炎→肝硬変→肝臓がん	

検査の流れとアセスメント

〈Step 1〉

　アスパラギン酸アミノトランスフェラーゼ（AST）・アラニンアミノトランスフェラーゼ（ALT）が慢性的に中等度（100～200U/L前後）上昇していることを確認します。**慢性肝炎はAST＜ALT**のことが多く、**肝硬変ではAST＞ALT**となります。肝硬変でAST・ALTがしだいに低下してきたときは、病状進行のサインです。

〈Step 2〉

　肝炎ウイルスマーカーにより、**原因ウイルスを同定**します。HBs抗原が陽性であればB型慢性肝炎あるいは肝硬変です。あわせてHBe抗原が陽性であれば感染力が強いことを意味しています。HCV抗体が陽性であればC型慢性肝炎あるいは肝硬変です。

〈Step 3〉

　腹部超音波検査で、**肝臓の辺縁鈍化や表面凹凸、脾臓腫大、腹水貯留**などがあれば肝硬変への進行を疑います。血小板の減少、γグロブリンの増加、Ⅳ型コラーゲンの増加なども肝臓の線維化を示唆します。

〈Step 4〉

　肝硬変の重症度を、**総ビリルビン（T-Bil）の値、アルブミン（Alb）の値、プロトロンビン時間（PT）**などで判断します（P.114**表6**）。アンモニア（NH_3）の値も肝性脳症をみるために大切です。

〈Step 5〉

　門脈圧亢進による**食道静脈瘤の有無**をみるために、上部消化管内視鏡検査を行います。**赤色サイン**など破裂の可能性があるときは、硬化療法や結紮術を同時に行います。

〈Step 6〉

　定期的に**腹部超音波検査やCT検査**を行い、肝臓がんの早期発見に努めます（P.114**図9**）。腫瘍マーカー（**AFP、PIVKAⅡ**）の上昇があれば、肝臓がんの発生を疑います。

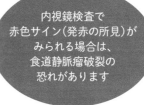

内視鏡検査で赤色サイン（発赤の所見）がみられる場合は、食道静脈瘤破裂の恐れがあります

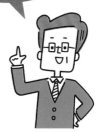

■慢性の肝機能障害があるときの検査の流れ

Step 1	Step 2	Step 3
アスパラギン酸アミノトランスフェラーゼ（AST）・アラニンアミノトランスフェラーゼ（ALT）の慢性的な中等度（100～200U/L前後）上昇を確認する	肝炎ウイルスマーカーにより、原因ウイルスを同定する	腹部超音波検査で、「肝臓の辺縁鈍化」「表面凹凸」など肝硬変の有無を調べる

Step 4	Step 5	Step 6
肝硬変の重症度を、総ビリルビン（T-Bil）、アルブミン（Alb）の値、プロトロンビン時間（PT）などで判断する	上部消化管内視鏡検査で、食道静脈瘤の有無をみる	定期的に腹部超音波検査やCT検査を行い、肝臓がんの早期発見に努める

表6 肝硬変の重症度分類（Child-Pugh分類）

	1点	2点	3点
肝性脳症	なし	軽度（Ⅰ・Ⅱ）	昏睡（Ⅲ以上）
腹水	なし	軽度	中等度以上
血清アルブミン値（g/dL）	>3.5	2.8～3.5	<2.8
プロトロンビン時間（PT）活性値（%）	>70	40～70	<40
総ビリルビン値（mg/dL）	<2.0	2.0～3.0	>3.0

グレードA：5～6点、グレードB：7～9点、グレードC：10～15点

図9 早期肝臓がんの超音波像

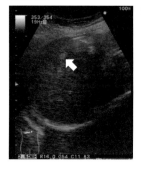

● 白矢印の位置に腫瘍がみられる

観察・看護のポイント

肝硬変の患者さんには、**手掌紅斑**（しゅしょうこうはん）、**クモ状血管腫**、**女性化乳房**、**腹壁静脈怒張**、**出血傾向**などさまざまな症状が認められます。また、非代償期になると、**黄疸、浮腫、腹水、意識障害**などが出現します。

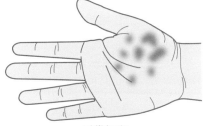

手掌紅斑

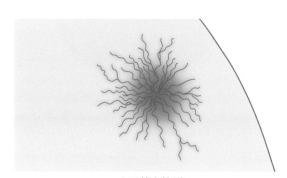

クモ状血管腫

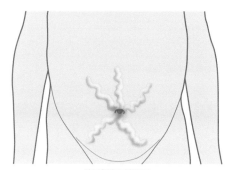

腹壁静脈怒張

腎臓疾患
❶急性の腎機能障害があるとき

病態解明に必要な検査の基準値と高値・低値で考えられる疾患や病態

	基準値		
	□ クレアチニン(Cr) 0.5〜1.0 mg/dL(男性) 0.4〜0.8 mg/dL(女性)	高値 →	● 腎機能障害
	□ カリウム(K) 3.5〜4.5 mEq/L	高値 →	● 高カリウム血症

病状の簡単な説明

急速に腎機能が低下して乏尿・無尿となった状態を**急性腎不全**(腎障害)とよびます。原因によって、**腎前性**、**腎性**、**腎後性**に分類されます。腎前性急性腎不全とは**腎血流の低下**により、糸球体濾過量が減少して尿が生成できない状態です。大量出血、心不全、脱水、ショック(血圧低下)などが考えられます。腎性急性腎不全とは**腎実質が障害された狭義の急性腎不全**です。腎毒性のある薬剤や造影剤の使用、横紋筋融解などによる急性尿細管壊死が原因となります。腎後性急性腎不全とは**尿路の閉塞により尿が排泄できない状態**です。尿路腫瘍や前立腺肥大などが原因となります。

急性腎不全は早急に原因を見つけて適切な処置を行えば、腎機能は回復することが期待できます。

検査の流れとアセスメント

〈Step 1〉
クレアチニン濃度の急激な上昇(1日に0.5mg/dL以上の上昇)によって急性腎不全の診断をつけます。

〈Step 2〉
病歴や身体所見に加えて、尿検査と腹部超音波検査の所見から腎前性、腎性、腎後性の鑑別を行います。

超音波検査で**水腎症**(腎盂、尿管の拡張)**の所見**があれば、腎後性急性腎不全です。大量出血や心筋梗塞などで**血圧が低下**し、**尿比重が高い**ときは腎前性急性腎不全です。抗がん剤や造影剤の投与後で、**尿検査に異常**(タンパク尿、血尿、沈渣で円柱)があるときは腎性急性腎不全を疑います。

〈Step 3〉
血清カリウム値が高値のときは、カリウムを低下させる治療を早急に行う必要があります。高カリウム血症では**致死的な不整脈**を起こす可能性があるので、心電図による監視が必要です。

■急性の腎機能障害があるときの検査の流れ

Step 1	Step 2	Step 3
クレアチニン(Cr)濃度の急激な上昇(1日に0.5mg/L以上)を確認する	病歴や身体所見に加え、尿検査と腹部超音波検査の所見から腎前性、腎性、腎後性の鑑別を行う	高カリウム血症のとき：心電図で致死的な不整脈がないかを確認する

観察・看護のポイント

高カリウム血症では心電図の**T波が増高**(テント状T波)します。モニター心電計ではT波をQRS波と間違えて認識し、実際の心拍の2倍を表示することがあるので注意してください。

採血時に採血管内で**溶血**がおこると、**カリウムの値が高値**になります。この場合は乳酸脱水素酵素(LD)やアスパラギン酸アミノトランスフェラーゼ(AST)も高値となります。実際の血中濃度は高くないのに、まちがってカリウムを低下させる治療をすると大変です。検査データをみるときは、ほかの検査データや症状などから総合的に判断することが大切です。

❷慢性の腎機能障害があるとき

病態解明に必要な検査の基準値と高値・低値で考えられる疾患や病態

	基準値	
	□タンパク(ー)	**陽性** ● 腎機能障害
	□クレアチニン(Cr) 0.5〜1.0 mg/dL(男性) 0.4〜0.8 mg/dL(女性)	**高値** ● 腎機能障害
● 腎機能障害 **低値**	□クレアチニンクリアランス(Ccr) 80〜140 mL/分	
	□カリウム(K) 3.5〜4.5 mEq/L	**高値** ● 高カリウム血症
● 腎性貧血 **低値**	□Hb(ヘモグロビン)濃度 13〜17 g/dL(男性) 12〜16 g/dL(女性)	

病状の簡単な説明

原発性糸球体腎炎（IgA 腎症など）や糖尿病腎症により、タンパク尿など腎機能障害を示す所見が3か月以上持続する病態を、**慢性腎臓病（CKD）**と総称します（**表7**）。慢性腎臓病では早期からの食事療法や血圧管理が必要で、進行に伴い**心血管疾患（心筋梗塞など）のリスクが高まる**ことが知られています。

慢性腎臓病の終末像として腎機能の低下が長期間持続し、**体液の恒常性が慢性的に維持できなくなった病態が慢性腎不全**です。腎機能の低下は進行性で、非可逆的です。

慢性腎不全の進行度は病期分類（セルディン分類）に沿って判断します（**表8**）。第Ⅰ期は腎臓の余力が低下しているだけで、はっきりした異常を認めない時期（**予備力低下期**）です。第Ⅱ期は腎臓の能力がしだいに低下するも、腎臓ががんばって症状や検査異常を軽度に止めている時期（**代償期**）です。第Ⅲ期は腎臓の能力がいよいよ低下して、症状や検査異常が一気に出現する時期（**非代償期**）です。第Ⅳ期は腎臓が完全に力尽きた時期（**尿毒症期**）で、検査データや症状をもとに透析療法の適応となります。

表7　慢性腎臓病（CKD）の診断基準

①尿所見、画像診断、血液所見、病理所見で腎障害の存在が明らか。特にタンパク尿の存在が重要
②糸球体濾過量（GFR）＜60mL／分／1.73m²

①、②のいずれか、または両方が3か月以上持続する場合にCKDと診断する

表8　慢性腎不全の病期分類

	第Ⅰ期 （予備力低下期）	第Ⅱ期 （代償期）	第Ⅲ期 （非代償期）	第Ⅳ期 （尿毒症期）
尿量	正常	多尿	減少	乏尿
Cr（mg/dL）	2未満	2～5	5～8	8以上
Ccr（mL／分）	50～80	30～50	10～30	10以下
症状／検査	正常	ほぼ正常	電解質異常（K↑P↑Ca↓）、アシドーシス、貧血、高血圧	全身症状（尿毒症）
治療	食事療法が主体		透析療法を考慮（検査データや症状から適応を判断）	

検査の流れとアセスメント

〈Step 1〉

タンパク尿が持続しているときは、クレアチニンクリアランス（Ccr）を測定して**腎機能障害の程度を判定**します。**腎機能障害が3か月以上持続**しているときは、慢性腎臓病（CKD）と診断します。

〈Step 2〉

IgA 値の測定や糖尿病の検査で**慢性腎臓病の原因を検索**します。確定診断に腎生検が必要なこともしばしばあります。

〈Step 3〉

血清クレアチニン濃度（Cr）や Ccr の定期的な測定により、**腎機能障害の進行の程度を経過観察**します。浮腫をきたしたときは、タンパク尿の定量とアルブミン濃度の測定によりネフローゼ症候群の診断をします（P.118 **表9**）。

〈Step 4〉

慢性腎不全の病期の進行に伴い、**電解質異常（高カリウム血症、高リン血症、低カルシウム血症）**や**酸塩基平衡異常（代謝性アシドーシス）の検査**を行います。特に高カリウム血症は致死的な不整脈の原因になりますので要注意です。

腎性貧血の有無を Hb 濃度やエリスロポエチン濃度でチェックします。低カルシウム血症による**腎性骨異栄養症を診断**するために、副甲状腺ホルモンの測定や骨 X 線検査を行います。

〈Step 5〉

尿毒症期には胸部 X 線による**心不全や肺水腫の監視**も必要です。Cr や Ccr の値を中心に、他の検査データや全身状態から透析療法の適応を判断します。

■ 慢性の腎機能障害がある状態での検査の流れ

Step 1	Step 2	Step 3
クレアチニンクリアランス(Ccr)を測定し、腎機能障害の程度を判定する	IgA値、糖尿病の検査、腎生検で慢性腎臓病の原因を検索する	クレアチン(Cr)、Ccrを定期的に測定し、慢性腎不全の進行程度を観察する

Step 4	Step 5
①電解質・酸塩基平衡の検査を行う ②Hb濃度やエリスロポエチン濃度で腎性貧血の有無を確認する ③副甲状腺ホルモンや骨X線検査で腎性骨異栄養症を診断する	胸部X線で心不全や肺水腫がないかを確認する

表9　成人ネフローゼ症候群の診断基準

1. タンパク尿：3.5 g/日以上が持続する。
   （随時尿において尿タンパク／尿クレアチニン比が3.5g/gCr以上の場合もこれに準ずる）
2. 低アルブミン血症：血清アルブミン値3.0g/dL 以下。血清総タンパク量6.0g/dL 以下も参考になる。
3. 浮腫
4. 脂質異常症（高LDLコレステロール血症）

注：1）上記の尿タンパク量、低アルブミン血症(低タンパク血症)の両所見を認めることが本症候群の診断の必須条件である。
　　2）浮腫は本症候群の必須条件ではないが、重要な所見である。
　　3）脂質異常症は本症候群の必須条件ではない。
　　4）卵円形脂肪体は本症候群の診断の参考となる。

丸山彰一 監修：エビデンスに基づくネフローゼ症候群診療ガイドライン2017. 東京医学社，東京，2017：1より引用

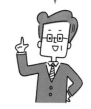

タンパク尿と低アルブミン血症はネフローゼの診断に必須です！

観察・看護のポイント

　慢性腎不全の特効薬はありません。**栄養食事療法を中心とした生活指導**がとても大切です。食事のカリウム制限、リン制限、塩分制限、タンパク質制限などがあり、水分やカロリーも適正量に調整する必要があります。また、透析療法を開始すれば、週3回は病院に行って4〜5時間の治療が必要です。

　これらの厳しい制限が一生続くわけですから、患者さんの**肉体的および精神的なストレス**は大変なものがあります。患者さんを一生に渡ってサポートすることは看護師の大切な役割です。

慢性腎不全が悪化すると…

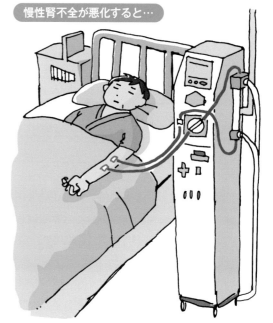

1回4〜5時間かかる透析を週に3回は行う必要がある

代謝・栄養疾患

❶糖尿病の長期的な観察のとき

病態解明に必要な検査の基準値と高値・低値で考えられる疾患や病態

	基準値		
	□HbA1c 6.0％未満	**高値** →	●血糖コントロール不良
	□眼底検査 異常所見なし	**異常** →	●糖尿病網膜症
	□尿中微量アルブミン （－）	**陽性** →	●糖尿病腎症の合併

病状の簡単な説明

糖尿病の経過中に合併する微小血管障害には**神経障害**、**網膜症**、**腎症**があります。

神経障害では、四肢末梢のしびれ感、知覚障害（温痛覚や振動覚の低下）、自律神経障害（起立性低血圧）などをきたします。

糖尿病網膜症の初期（単純網膜症）では視力障害を認めません。進行して**増殖網膜症**となると視力障害をきたします。糖尿病網膜症によりわが国では年間に約3,000人が失明しています。

糖尿病腎症の初期には尿中微量アルブミンが出現し、進行するとネフローゼ症候群を呈することもあります。糖尿病による他臓器の障害を伴うことが多いので、慢性腎不全となると比較的早期から透析療法が必要となります。わが国における**透析導入の原因の第1位**が、糖尿病腎症です。

これ以外にも、糖尿病は**大血管障害**をきたして、虚血性心疾患、脳血管障害、閉塞性動脈硬化症の発症要因となります。また、血糖値の上昇は白血球機能を低下させるため**易感染性**を引き起こします。

経過中に**意識障害**を起こしたときは、低血糖、糖尿病ケトアシドーシス（糖尿病性ケトン性昏睡）、高浸透圧高血糖症候群（非ケトン性高浸透圧性昏睡）を考える必要があります。

検査の流れとアセスメント

〈Step 1〉

糖尿病の長期的なコントロール指標はHbA1cです。HbA1cが少なくとも7.0％を超えないように食事療法、運動療法、薬物療法を行います。

〈Step 2〉

自覚・他覚症状から神経障害の発見に努めます。定期的に眼底検査を行い、**視力障害をきたす前に網膜症を発見**し、レーザー治療などを行います。

〈Step 3〉

定期的に尿中微量アルブミンをチェックし、**腎症の早期発見**に努めます。

〈Step 4〉

感染症を併発時には、感染が重症化・遷延化する可能性があるので、**CRP**などのチェックをこまめに行います。

意識障害があるときは早急に**血糖**をチェックします。

血糖が低値であれば、**低血糖発作**と診断して早急にブドウ糖の投与を行います。

高度の高血糖であれば**糖尿病ケトアシドーシスあるいは高浸透圧高血糖症候群**です。両者を鑑別するために、尿中ケトン体、動脈血液ガス分析、血漿浸透圧などの検査を行います。治療法は共通（速効型インスリンの持続点滴、輸液による脱水補正）ですので、治療を優先することもあります。

■ 糖尿病の長期的な観察のときでの検査の流れ

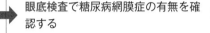

Step 1	Step 2	Step 3
HbA1c（糖化ヘモグロビン）で血糖コントロールの状態を確認する	眼底検査で糖尿病網膜症の有無を確認する	定期的に尿中微量アルブミンを確認し、糖尿病腎症を早期発見する

Step 4
①感染症併発時：CRP（C反応性タンパク）の確認を行う ②意識障害があるとき：血糖の確認を行う

観察・看護のポイント

糖尿病で治療中の患者さんに、足先の観察や注意点（フットケア）を指導することを看護師の大切な仕事です。神経障害による**知覚鈍麻**、**血流障害**、**易感染性**などにより、足先の小さな傷でも潰瘍や壊疽となり、下肢の切断が必要となることもあるからです。フットケアのポイント（足を清潔に保つ、サイズのあった靴にする、靴下を履く、深爪をしない、足を毎日観察する、傷ができたらすぐに受診する）をしっかり患者さんに指導してください。

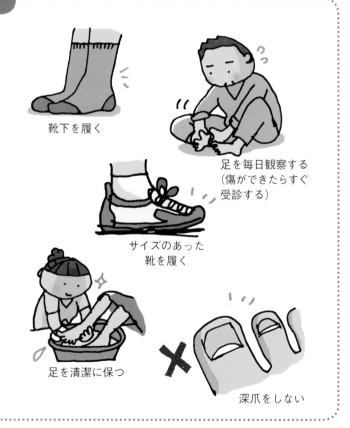

靴下を履く

足を毎日観察する（傷ができたらすぐ受診する）

サイズのあった靴を履く

足を清潔に保つ

深爪をしない

❷栄養状態を評価するとき

病態解明に必要な検査の基準値と高値・低値で考えられる疾患や病態

	基準値
低値 ☐アルブミン（Alb） 4.0～5.0 g/dL	
低値 ☐トランスフェリン（Tf） 240～400 mg/dL	
低値 ☐トランスサイレチン （プレアルブミン） 22～40 mg/dL	
低値 ☐レチノール結合タンパク 2.8～7.6 mg/dL	

●低栄養

> 栄養状態の改善は多くの疾患や病態の治癒を促進するため、その評価は重要です

病状の簡単な説明

　患者の**栄養状態を評価**し、それに**適切に対処**して**改善をはかる栄養管理**は非常に大切です。栄養状態の改善は、多くの**疾患**や**病態の治癒を促進**します。例えば、手術後の体力回復や骨折後の運動機能回復などは栄養状態に左右されます。褥瘡（**図10**）は栄養状態の改善がなければ治癒しません。また、良好な栄養状態による免疫力の向上は、さまざまな**疾患の発症を予防**します。

　患者さんの栄養状態を評価するためには、**主観的包括的評価（SGA）**や**客観的栄養評価（ODA）**を行います。SGAでは患者さんの体重や食事摂取量の経時的変化と現在の身体所見（皮下脂肪、筋肉、浮腫など）から栄養状態を評価します（P.122 **表10**）。ODAでは身体測定に加えて血液検査のデータなどを使用します。

　血液データのなかで栄養指標の基本となるのが**アルブミン（Alb）**の値です。低栄養状態となるとアルブミンの値がしだいに**低下**してきます。ただ、アルブミンは半減期が21日と長いために**短期間の栄養状態の変化は反映**しません。そこで、トランスフェリン（半減期7日）、トランスサイレチン（半減期2日）、レチノール結合タンパク（半減期半日）など回転の速いタンパク（**RTP**）を短期間の栄養評価に使用します。

　なお、アルブミンの値は栄養状態だけでなく、肝障害や脱水でも変化しますので注意が必要です。RTPも肝障害があれば低下します。

図10　背部に生じた褥瘡

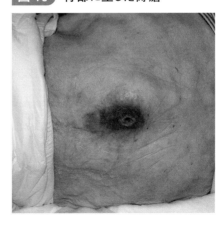

治癒には栄養状態の改善が重要となる

表10　栄養状態の主観的包括的評価（SGA）

A. 病歴	1. 体重変化　過去6か月間の体重減少：_____kg、減少率：_____% 　　　　　　過去2週間の体重減少：□増加　□変化なし　□減少 2. 食事摂取の変化（平常時との比較） 　　　　食事量：□変化なし　□変化あり　期間：_____（月、週、日） 　　　　食事内容：□固形食　□完全液体食　□低カロリー液体食　□食べられない 3. 消化器症状（過去2週間持続）　□なし　□悪心　□嘔吐　□食欲不振 4. 機能障害　□なし　□あり　期間：_____（月、週、日） 　　　　タイプ：□制限ある労働　□歩行可能　□寝たきり 5. 疾患　　診断名：_____ 　　　　代謝性ストレス：□なし　□軽度　□中等度　□重度
B. 身体所見 スコア：0＝正常、1＝軽度、 2＝中等度、3＝高度	皮下脂肪の減少（三頭筋、胸部）：_____.　筋肉の喪失（四頭筋、三角筋）：_____. 浮腫（くるぶし）：_____.　浮腫（仙骨）：_____.　腹水：_____.
C. 主観的包括評価 上記のAおよびBから評価する	□栄養状態良好　□中等度の栄養不良　□高度の栄養不良

検査の流れとアセスメント

〈Step 1〉
　体重や食事摂取量の変化、身体所見によって、SGAに沿って**栄養状態を評価**します。

〈Step 2〉
　アルブミンの値が**3.5g/dL未満**であれば低栄養を判断します。ただし、このときに肝障害や脱水による影響の有無をチェックします。

〈Step 3〉
　短期間の栄養状態の変化を知りたいときは、トランスフェリン、トランスサイレチン、レチノール結合タンパクを調べます。

■栄養状態を評価するときの検査の流れ

Step 1	Step 2	Step 3
体重・食事摂取量の変化、身体所見を用いて主観的包括的評価（SGA）に沿って栄養状態の評価をする	アルブミン（Alb）値で低栄養の判断を行うが、肝障害・脱水による影響を考慮する	短期間の栄養状態の変化を知りたいとき：**トランスフェリン、トランスサイレチン、レチノール結合タンパク**を調べる

観察・看護のポイント

　きちんと三度の食事を摂ることは1日のリズムにつながり、咀嚼することで脳への刺激にもなります。食習慣の改善が患者さんの生きる喜びを生み、認知症状が軽快することも臨床現場ではしばしば経験します。

　患者さんの**栄養状態や嚥下機能を正しく評価**し、食事姿勢やテーブルの高さなどの**食環境を整備**し、きざみ食など**食物の形態の調整**を行うなど、個々の患者さんに合った摂食支援を行うことはとても大切です。

感染症

急性の発熱から感染症が疑われるとき

病態解明に必要な検査の基準値と高値・低値で考えられる疾患や病態

	基準値		
□CRP（C反応性タンパク） 0.1 mg/dL以下		高値 →	●炎症（感染症）
□白血球数（WBC） 3,500〜9,000/μL		高値 →	●細菌感染症

病状の簡単な説明

急に発熱したときは、ほとんどの場合が感染症です。成人で高熱が出るのは、**扁桃腺炎**、**肺炎**、**腎盂腎炎**などの頻度が高いです。流行時期であれば、**インフルエンザ**の可能性も考えなければいけません。随伴する症状で感染巣を推定できることが多いです。

感染症のときは CRP（C反応性タンパク）が敏感に反応して上昇し、**上昇の程度で炎症の強さがわかります**。細菌感染症では**白血球数が増加**し、好中球の核の左方移動を認めます。CRP は関節リウマチなどでは慢性的に高値ですし、白血球数も個人差や薬剤の影響（ステロイド服用で高値など）もありますので、**以前のデータとの比較**が大切です。

細菌感染症でできるだけ有効な抗菌薬を投与するためには、**培養検査による起炎菌の同定**と**薬剤感受性試験**が有用です。

検査の流れとアセスメント

〈Step 1〉

CRP を調べます。**CRP 10mg/dL 以上**では重症感染症を疑います。逆に、CRP が基準値内であれば感染症の可能性は低いです。

〈Step 2〉

白血球数と**白血球分画**を調べます。白血球数が増加し、分画で桿状核球など未熟な好中球の割合が増えている（核の左方移動がある）場合は細菌感染症です。

〈Step 3〉

感染巣を検索します。例えば随伴する症状から肺炎を疑うときは胸部 X 線や CT を撮影します。腎盂腎炎を疑うときは尿沈渣を調べます。インフルエンザを疑うときは迅速検査を行います。髄膜炎を疑うときは、**脳脊髄液検査**を行います。

〈Step 4〉

起炎菌を検索します。細菌感染症のときは**感染巣の検体（肺炎なら喀痰、腎盂腎炎なら尿）の培養**を行い、同時に薬剤感受性試験を行います。ウイルス感染症のときは**抗体値の測定**などより同定を試みます。

■急性の発熱から感染症が疑われるときの検査の流れ

Step 1	Step 2	Step 3
CRP（C反応性タンパク）を調べ、感染症であるかを確認する	白血球数（WBC）と白血球分画を調べ、細菌感染症であるかを確認する	感染巣を検索する ①肺炎を疑うとき：胸部X線やCT検査を行う ②腎盂腎炎を疑うとき：尿沈渣を調べる ③インフルエンザを疑うとき：迅速検査を行う ④髄膜炎を疑うとき：脳脊髄検査を行う

Step 4

起炎菌の検索を行う
①細菌感染症の場合：検体の細菌培養と薬剤感受性試験を行う
②ウイルス感染症の場合：抗体値の測定などによる同定を試みる

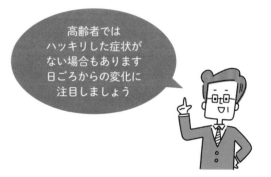

高齢者では
ハッキリした症状が
ない場合もあります
日ごろからの変化に
注目しましょう

観察・看護のポイント

　高齢者では**重症感染症でも高熱が出ないことや、感染症に伴う症状も乏しい**ことがあります。微熱でもバイタルサイン（要注意：**呼吸数 20/分以上、脈拍 90/分以上**）、食欲や活動性の低下などを注意深く観察しましょう。

　また、抗がん剤投与後などの白血球減少時も、感染症を起こしても典型的な症状がない（例：肺炎で喀痰がない、腎盂腎炎で膿尿がない）ことがありますので注意が必要です。

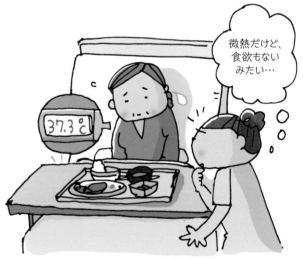

微熱だけど、
食欲もない
みたい…

微熱でも、食欲や活動量の変化とあわせ、
異常がないか観察が必要！

脱水
脱水が疑われるとき

病態解明に必要な検査の基準値と高値・低値で考えられる疾患や病態

	基準値	
●低張性脱水 ← 低値	□ナトリウム(Na) 135〜145 mEq/L	高値 → ●高張性脱水
	□ヘマトクリット値(Ht) 40〜50%(男性) 35〜45%(女性)	高値 → ●脱水
	□アルブミン(Alb) 4.0〜5.0 g/dL	高値 → ●脱水
	□血中尿素窒素(BUN) 8〜20 mg/dL	高値 → ●脱水
	□尿比重 1.015〜1.025	高値 → ●脱水

急性の発熱から感染症が疑われるとき／脱水が疑われるとき

Part 4 病状別 検査データの読みかた

病状の簡単な説明

　大量の発汗や下痢などで、**生体内の水分が不足した状態**が脱水です(P.126 **図11**)。通常、水分を体外に消失すれば、血中のナトリウム(Na)濃度が上昇して血漿浸透圧が高まります。口渇感を感じて水分を摂取し、抗利尿ホルモン(ADH)の分泌により腎臓で水分の再吸収が増加します。それによって、体内の水分量は回復し、ナトリウム濃度も希釈されてもとに戻ります。

　水分が(ナトリウムよりも)おもに失われ、十分な水分摂取ができないときは、**ナトリウムが濃縮されてナトリウム濃度は上昇**します。これを**高張性脱水**とよびます。自分で飲水できない**乳幼児や高齢者**で多くみられます。血漿浸透圧の上昇により細胞内の水分が血液中に移行す

るため、循環血液量の低下は目立ちませんが、神経細胞内の脱水により易興奮性、けいれん、意識障害などの症状を呈します。

　水分とナトリウムがバランスよく失われたときや、高張性脱水のときに飲水などで調節が行われている途中では、**ナトリウム濃度は基準値内**となります。これを**等張性脱水**とよびます。一方、脱水に対してナトリウムを含まない輸液を行うと、**希釈されてナトリウム濃度が低下**することがあります。これを**低張性脱水**とよびます。血漿浸透圧の低下により血漿中の水分が細胞内に移行するため循環血液量が減少して血圧低下などを起こします。

図11　脱水の種類とナトリウム濃度

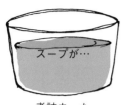

スープが…

煮詰まった

スープの味は濃くなる

高張性脱水
血清Na：150mEq/L以上

原因：大量の発汗、尿崩症、下痢など

こぼれた

水を加えて調整した

スープの味は変わらない

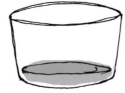

等張性脱水
血清Na：130〜150mEq/L

原因：通常の下痢・嘔吐など
＊高張性脱水でも、飲水や点滴で水分補給すれば等張性に近づく

水を加えすぎた

スープの味は薄くなる

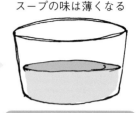

低張性脱水
血清Na：130mEq/L未満

原因：腸閉塞、胸腹水など
＊下痢・嘔吐、発汗などによる脱水でも低張性輸液（ブドウ糖液など）を不適切に補給すると低張性になる

スープの味に相当するのが血清ナトリウム濃度なので、それによって脱水の分類をするのね！

検査の流れとアセスメント

〈Step 1〉

　ヘマトクリット、アルブミン、血中尿素窒素（BUN）の上昇から脱水であることを確認します。BUNはクレアチニン（Cr）と乖離して上昇するため、BUN/Cr比が25以上の場合は脱水の存在を示唆します。

〈Step 2〉

　尿比重が高いことも脱水の所見です。ただし、尿崩症では超大量の低張尿が出ることで脱水になりますので、尿比重は低下します。

〈Step 3〉

　ナトリウム濃度から、高張性脱水、等張性脱水、低張性脱水の鑑別を行います。それによって輸液の種類などを決定して治療を行います。

■脱水が疑われるときの検査の流れ

Step 1	Step 2	Step 3
ヘマトクリット(Ht)、アルブミン(Alb)、血中尿素窒素(BUN)の上昇から脱水であることを確認する	尿比重の高値を確認する（尿崩症では、尿比重は低下する）	ナトリウム(Na)濃度から脱水の種類を鑑別する

観察・看護のポイント

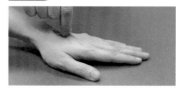

　脱水の検査や治療は、患者さんの症状から脱水を疑うことから始まります。皮膚や口唇の乾燥度、皮膚の緊張度（ツルゴール〈**図12**〉）の確認、バイタルサイン、尿量などを注意深く観察することが大切です。看護師の観察力の腕の見せどころです。

図12　ツルゴールの確認

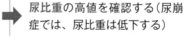

つねって皮膚の緊張度を確認する

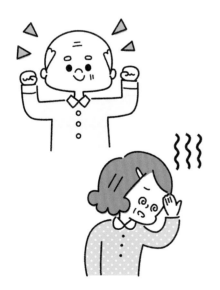

対象別
検査データの
読みかた

受け持ち患者さんの対象別（母性・小児・高齢者）に
成人とは見方の異なる検査データや、
代表的な疾患・症状を解説します。

対象別に検査値を考える理由

教科書に載っている基準値は、一般成人のデータを根拠にしている

　教科書に記載されている検査の基準値の多くは、「妊婦」「小児」「高齢者」を除いた**成人を対象**に設定されています。具体的には大勢の健常な成人に検査を行い、その検査結果の平均値と標準偏差（データのばらつきの指標）から基準値を求めます（P.3）。ここで基準値の根拠となったのは成人のデータなので、妊婦・小児・高齢者には当てはまりません。小学生や高齢者の100m走の結果を、成人の標準記録で判断しても意味がないことと同じです。

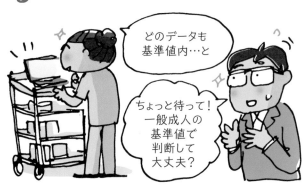

どのデータも基準値内…と

ちょっと待って！一般成人の基準値で判断して大丈夫？

妊娠週齢・年齢に応じた基準値によって、検査結果をアセスメントする必要がある

　妊娠中は妊娠経過とともに母体の**循環動態**や**代謝系**に変化が生じます。また、**胎児を守るための反応**も起こります。つまり、妊娠経過が順調な妊婦であっても、検査項目によっては（妊娠していない）成人の基準値から外れることがあるわけです。

　小児は小さな大人ではありません。成長発達にしたがって、体にさまざまな変化が現れます。例えば、**骨の伸長に伴う骨代謝の亢進**により、検査項目によっては年齢で値が大きく変化します。臓器機能が未熟であるために、健常な小児であっても成人の基準値から外れる検査項目

もあります。

　一方、高齢者では正常な**老化現象**により検査値が変化し、（高齢者を除いた）成人の基準値から外れることがあります。それを異常と判断すると、多くの高齢者が病気になってしまいます。

　成人と比べて基準値が大きく変わらない検査項目もありますが、**妊婦では妊娠週齢**に応じた、**小児や高齢者では年齢**に応じた基準値に照らし合わせて、受け持ち患者さんの検査結果をアセスメントすることが大切です。

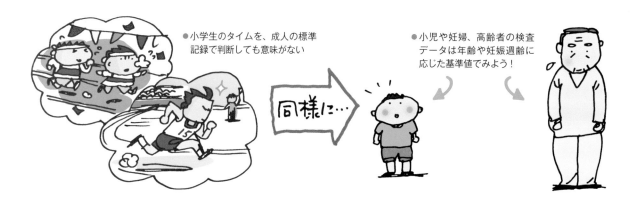

●小学生のタイムを、成人の標準記録で判断しても意味がない

同様に…

●小児や妊婦、高齢者の検査データは年齢や妊娠週齢に応じた基準値でみよう！

母性の検査値の特徴

● 成人の基準値との違い

スクリーニング検査の基準値

		成人女性（非妊娠時）	妊娠後期
血球検査	☐ ヘモグロビン（Hb、g/dL）※	12〜16	9.5〜13.0
	☐ 白血球数（WBC、/μL）	3,500〜9,000	5,000〜16,000
	☐ 血小板数（Plt、万/μL）	15〜35	著変なし
生化学検査	☐ 総タンパク（TP、g/dL）	6.5〜8.0	5.7〜7.3
	☐ アスパラギン酸アミノトランスフェラーゼ（AST、U/L）	10〜35	著変なし
	☐ アラニンアミノトランスフェラーゼ（ALT、U/L）	5〜30	著変なし
	☐ 乳酸脱水素酵素（LD、U/L）	120〜220	著変なし
	☐ 間接ビリルビン（I-Bil、mg/dL）	0〜0.8	著変なし
	☐ 尿素窒素（BUN、mg/dL）	8〜20	5〜12
	☐ クレアチニン（Cr、mg/dL）	0.4〜0.8	著変なし
	☐ 総コレステロール（TC、mg/dL）	130〜220	180〜280
	☐ トリグリセリド（TG、mg/dL）	30〜150	160〜400
	☐ 空腹時血糖（FBS、mg/dL）	80〜110	60〜100
免疫血清検査	☐ C反応性タンパク（CRP、mg/dL）	0.1未満	著変なし

※カッコ内は、（略語、単位）となっています

非妊娠時と妊娠時で基準値が異なる理由

　妊娠中は胎児への血液を確保するために、**母体の循環血液量が増加**します。この際に赤血球量より血漿量の増加が著しいため、相対的に赤血球の割合が減少して**ヘモグロビン値が低下**します。白血球数は**好中球を中心に妊娠初期より増加**します。副腎皮質ホルモンの影響などが考えられています。血小板数はわずかに減少しますが、基準値が変動するほどではありません。**血小板機能や凝固能は亢進**します。

　肝臓でのアルブミン産生は亢進しますが、血漿量の増加が上回るため、希釈により**アルブミン（総タンパク）濃度は低下**します。尿素窒素も同様に希釈の影響で濃度が低下します。クレアチニンは尿中排泄が増加するため血

中濃度はわずかに低下しますが、基準値が変動するほどではありません。循環血漿量の増加により腎臓の糸球体濾過率も増加するため、**クレアチニンクリアランスの値は、非妊娠時（100〜120mL/分）より40〜50%ほど上昇**します。

　コレステロールは妊娠継続のために必要な女性ホルモンの材料であり、非妊娠時に比較して**25〜50%の増加**があります。また、母体のブドウ糖は優先的に胎児に送られるため、**空腹時血糖は非妊娠時より10mg/dLほど低下**します。ブドウ糖の不足分をカロリー源として中性脂肪で補うために、**トリグリセリドは非妊娠時の2〜4倍に増加**します。

● 検査で特に注意すべきこと

妊娠の経過中には**妊娠高血圧症候群、妊娠糖尿病、妊娠貧血**など、特有の病態を引き起こすことがあります。それらを早期に発見し、早期に治療することは母子の健康のために不可欠です。定期的な**血圧測定、検尿**（タンパク、糖）、**血糖、血算**などのチェックが必要です。

血液型（ABO型、Rh型）の検査は、出産時の万一の輸血に備えるだけでなく、**血液型不適合妊娠による胎児**の溶血を予防するために大切です。Rh（−）の女性では、不規則抗体の存在を調べるために間接クームス試験を行います（P.137）。

また、肝炎ウイルス、風疹、HIV、HTLV-1、梅毒、トキソプラズマなど**感染症の検査**も注意が必要です。その結果によって、妊娠分娩・授乳時の母子感染を防ぐために、治療や予防など適切な処置を行います。

● 代表的な疾患・症状と検査

❶ 妊娠高血圧症候群

▌要チェック！な検査

	基準値	
	□血圧 140／90 mmHg未満 （至適血圧：120／80 mmHg未満）	**高値** → ● 妊娠高血圧 （重症：160／110 mmHg以上）
	□タンパク（−）、 1日定量300mg未満	**高値** → ● 妊娠高血圧腎症
	□クレアチニン（Cr） 0.4〜0.8 mg/dL	**高値** → ● 腎機能障害の合併 （要注意：1.0 mg/dL以上）
	□フィブリン／ フィブリノゲン分解産物（FDP） 5.0μg/mL未満	**高値** → ● DICの合併 （DICスコア加点： 10μg/mL以上）
● DICの合併 （DICスコア加点： 150 mg/dL以下） ← **低値**	□フィブリノゲン（Fg） 300〜600 mg/dL （非妊娠時：200〜400 mg/dL）	

あわせてチェックしたい項目
- □胸部Ｘ線 ・・・・・・・・・・・・・・・・・・ **肺水腫の合併で中心性浸潤影がみられる**
- □血小板数（Plt）
- □アスパラギン酸アミノトランスフェラーゼ（AST）
- □乳酸脱水素酵素（LD）
- □ビリルビン（Bil）

HELLP症候群の合併で異常値
（P.132参照）

妊娠高血圧症候群とは？

妊娠20週以降に交感神経や昇圧因子の影響などで**血圧が上昇し、タンパク尿、浮腫、多彩な臓器障害を呈する症候群**です。以前は妊娠中毒症と呼ばれていました。**全妊婦の4〜7%で発症**し、重症例は母体死亡の原因となる恐ろしい病態です。

高血圧のみの**妊娠高血圧**と、タンパク尿などを伴う**妊娠高血圧腎症**などの病型があります。妊娠高血圧腎症では、子癇、腎障害、肺水腫、HELLP症候群（P.132参照）、播種性血管内凝固症候群（DIC、P.29参照）など重篤な合併症を引き起こすことがあります。

妊娠高血圧症候群では安静や降圧薬投与を行います

が、根本的な治療法は**妊娠の中断**しかありません。重症度、妊娠週齢、母児の状態などを考慮して、妊娠を継続するか分娩誘導を行うかを判断します。

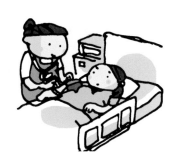

●血圧160/110mmHg 以上は重症

観察・看護のポイント

妊娠高血圧症候群の発症リスクに、**肥満や妊娠前からの高血圧**があります。妊娠中の**体重コントロールや塩分制限**はしっかり指導しましょう（**表1**）。

早期発見のためには、定期的な血圧測定、浮腫の観察、検尿などが必要です。合併症の発見のために

は、その徴候（**表2**など）の有無と検査値の変動を注意深く観察することが大切です。また、子癇を予防するためには、刺激の少ない部屋で安静に過ごさせることが必要です。

表1　妊娠高血圧症候群の生活・栄養指導

生活指導	●安静　●ストレスを避ける ●刺激の少ない環境（騒音や強い光を避ける）
栄養指導	●摂取カロリー：30kcal×標準体重＋200kcal/日　＊妊娠前のBMI24以上の妊婦は200kcalを加えない ●塩分摂取：7〜8g/日 ●水分摂取：制限なし（口渇を感じない程度）　＊乏尿時や肺水腫があれば前日の尿量＋500mL ●タンパク質摂取：1.0g×標準体重　＊動物性脂肪と糖質は制限し、ビタミンは積極的に摂取する

日本妊娠高血圧学会：妊娠高血圧症候群の診療指針2015. メジカルビュー社，東京，2015. を参考に作成

表2　妊娠高血圧症候群の合併症の徴候

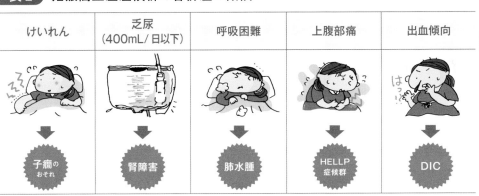

けいれん	乏尿 （400mL/日以下）	呼吸困難	上腹部痛	出血傾向
↓	↓	↓	↓	↓
子癇の おそれ	腎障害	肺水腫	HELLP 症候群	DIC

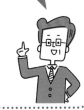

高血圧やタンパク尿に加えて、これらの徴候の有無に注意が必要！

❷ HELLP 症候群

要チェック！な検査

	基準値	
● HELLP症候群 （診断基準：10万/μL 未満） ← **低値**	□血小板数(Plt) 15〜35万/μL	
	□アスパラギン酸アミノトランス フェラーゼ(AST) 10〜35 U/L	**高値** → ● HELLP症候群 （診断基準：70 U/L より高値）
	□乳酸脱水素酵素(LD) 120〜220 U/L	**高値** → ● HELLP症候群 （診断基準：600 U/L より高値）
	□間接ビリルビン(I-Bil) 0〜0.8 mg/dL	**高値** → ● HELLP症候群 （診断基準：1.2 mg/dL より高値）

HELLP症候群とは?

妊娠後期〜分娩時に**上腹部痛**、嘔気・嘔吐、倦怠感を訴え、**溶血**（Hemolysis）、**肝酵素上昇**（Elevated liver enzyme）、**血小板減少**（Low platelet）を呈する症候群です。**約9割の症例は妊娠高血圧症候群に続発**します。発症は全妊婦の1%以下ですが、適切な対応を行わなければ母児の死亡率が高いため、**早期の発見**が大切です。

治療の原則は**妊娠の中断**です。HELLP症候群と診断できれば、母児の状態を管理しながら、早期に分娩誘導を行います。

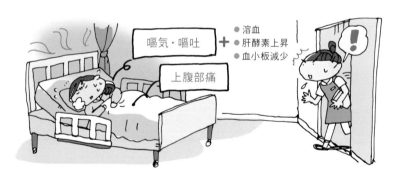

嘔気・嘔吐　＋　● 溶血
上腹部痛　　　　　● 肝酵素上昇
　　　　　　　　　● 血小板減少

 ## 観察・看護のポイント

腹部症状（腹痛、嘔気・嘔吐、下痢）や倦怠感は、胃腸炎や疲労による症状と疑われて軽く考えられがちです。医療従事者がHELLP症候群の可能性を念頭に置いて対処することが必要です。これらの**症状があったら受診する**ように、妊婦に指導することも大切です。

妊娠高血圧症候群を伴わずに、HELLP症候群が急に発症する症例もあることを忘れてはいけません。

腹部症状・倦怠感に
注意！

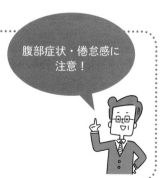

❸ 妊娠糖尿病

要チェック!な検査

	基準値		
	□ 空腹時血糖 60～100 mg/dL (非妊娠時：80～110 mg/dL)	高値	● 糖代謝異常 (妊娠糖尿病： 92mg/dL以上、 明らかな糖尿病： 126mg/dL以上)
基準値内でも、 「妊娠糖尿病」!	□ 75g経口ブドウ糖負荷試験 (OGTT)2時間値 160 mg/dL未満 (非妊娠時：140 mg/dL未満)	高値	● 糖代謝異常 (妊娠糖尿病： 153mg/dL以上、 明らかな糖尿病： 200mg/dL以上)
	□ HbA1c 6.0％未満	高値	● 糖代謝異常 (明らかな糖尿病： 6.5％以上)

妊娠糖尿病とは?

　以前から糖尿病と診断されている女性が妊娠した場合は「**糖尿病合併妊娠**」と呼びます。妊娠中に初めて糖尿病と診断された場合は「**妊娠中の明らかな糖尿病**」とし、糖尿病には至っていない糖代謝異常を「**妊娠糖尿病**」と呼んで区別します(**図1**)。

　妊娠糖尿病は軽度の糖代謝異常ですが、**胎児の発育異常や早産、分娩後の母親の糖尿病発症リスク**を高めます。そのため、血糖値が基準値内であっても高めの場合(**空腹時92mg/dL以上、ブドウ糖負荷2時間153mg/dL以上**)は、注意喚起(かんき)の意味も含めて、妊娠糖尿病と診断します(**表3**)。

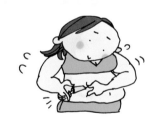

● インスリン療法を行う場合は低血糖に注意!

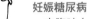

妊娠糖尿病
● 空腹時血糖92mg/dL以上
● OGTT(2時間値)153mg/dL以上

観察・看護のポイント

　妊娠中の糖代謝異常を早期に発見するために定期的な血糖のチェックが必要です。発症した場合は厳格な血糖管理を行います。

　1日の摂取カロリーを、**30kcal×標準体重＋付加量**(妊娠初期：50kcal、中期：250kcal、後期：450kcal)とします。妊娠前から**BMI25以上の肥満**者には付加量をプラスしません。**空腹時血糖95mg/dL未満、HbA1c6.0～6.5％未満に維持**することを目標とします。

　コントロール不良な場合はインスリン療法を行います(経口血糖降下薬は胎盤を通過するため禁忌)。インスリン療法中は**低血糖に注意**する必要があります。

図1 妊娠中の糖代謝異常の分類

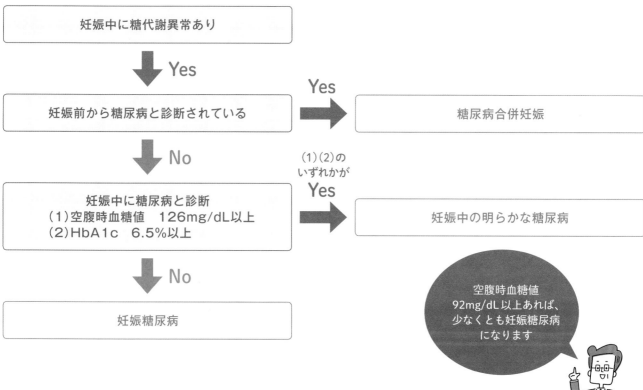

表3 妊娠糖尿病と妊娠中の明らかな糖尿病の診断基準

妊娠糖尿病 gestational diabetes mellitus（GDM）

75gOGTT において次の基準の1 点以上を満たした場合に診断する。

❶空腹時血糖値 ≧92mg/dL（5.1mmol/L）

❷1時間値 ≧180mg/dL（10.0mmol/L）

❸2時間値 ≧153mg/dL（8.5mmol/L）

妊娠中の明らかな糖尿病 overt diabetes in pregnancy（注1）

以下のいずれかを満たした場合に診断する。

❶空腹時血糖値 ≧126mg/dL

❷HbA1c値 ≧6.5%

＊随時血糖値≧200mg/dLあるいは75gOGTTで2時間値≧200mg/dLの場合は、妊娠中の明らかな糖尿病の存在を念頭に置き、❶または❷の基準を満たすかどうか確認する。（注2）

糖尿病合併妊娠 pregestational diabetes mellitus

❶妊娠前にすでに診断されている糖尿病

❷確実な糖尿病網膜症があるもの

注1. 妊娠中の明らかな糖尿病には、妊娠前に見逃されていた糖尿病と、妊娠中の糖代謝の変化の影響を受けた糖代謝異常、および妊娠中に発症した1型糖尿病が含まれる。いずれも分娩後は診断の再確認が必要である。

注2. 妊娠中、特に妊娠後期は妊娠による生理的なインスリン抵抗性の増大を反映して糖負荷後血糖値は非妊時よりも高値を示す。そのため、随時血糖値や75gOGTT負荷後血糖値は非妊時の糖尿病診断基準をそのまま当てはめることはできない。

これらは妊娠中の基準であり、出産後は改めて非妊娠時の「糖尿病の診断基準」に基づき再評価することが必要である。

日本糖尿病・妊娠学会と日本糖尿病学会との合同委員会：妊娠中の糖代謝異常と診断基準の統一化について．糖尿病58：802，2015
日本糖尿病学会 編・著：糖尿病治療ガイド2018-2019．P100，文光堂，2018

❹妊娠中の貧血

要チェック！な検査

	基準値	
● 貧血 （11g/dL未満は要精査／ 治療） ← 低値	□ヘモグロビン（Hb） 妊娠後期：9.5〜13.0 g/dL （非妊娠時：12〜16 g/dL）	
● 小球性貧血 ← 低値	□平均赤血球容積（MCV） 80〜100 fL	高値 → ● 大球性貧血
● 鉄欠乏性貧血 ← 低値	□血清鉄 40〜180 μg/dL	
● 鉄欠乏性貧血 ← 低値	□フェリチン 10〜120 ng/mL	
● 巨赤芽球性貧血 （葉酸欠乏性貧血） ← 低値	□葉酸 4.8〜12 ng/mL	
● 巨赤芽球性貧血 （ビタミンB12欠乏性 貧血） ← 低値	□ビタミンB12 260〜1,050 pg/mL	

妊娠中の貧血の原因は？

妊娠中は**循環赤血球量より循環血漿量の増加が著しい**ため、希釈により非妊娠時よりもヘモグロビン値は低下します。この**生理的な変化を超えてヘモグロビン値が低下した場合**を、治療が必要な貧血と判断します。

妊娠中は胎児の成長に鉄が使われるため、母体は**非妊娠時と同程度の鉄分摂取では鉄欠乏性貧血を起こしやすく**なります。この場合、小球性貧血（MCV低下）となり、**血清鉄やフェリチン値の低下**を認めます。一方、大球性貧血（MCV上昇）であれば、**葉酸やビタミンB12の不足による巨赤芽球性貧血**を疑います。

貧血が胎児に影響を与えることは意外と少ないのですが、母体の貧血症状を改善し、分娩時の出血に備える意味でも治療が必要です。

①循環血漿量が増加するため

血漿量のほうが多くなることで…

希釈されHb値は低下！

②胎児の成長に鉄が必要なため

鉄

非妊娠時以上の鉄分摂取がないと鉄欠乏性貧血となりやすい！

貧血の発見には定期的な血液検査だけでなく、動悸、息切れ、立ちくらみなどの**貧血症状を観察する**ことが大切です。妊娠中は非妊娠時に比べて**2～3倍の鉄分を摂取する必要**があります。妊婦には貧血予防のために**鉄分を多く含む食品を摂取するように指導**しましょう（**表4**）。ただし、ひとたび貧血を発症すれば、**鉄剤を服用**することが現実的です。鉄剤1錠（100mg）に牛ヒレ肉4～5kgあるいはほうれん草15束に相当する鉄が含まれています。また消化管での鉄の吸収率も、食品（牛肉23%、ほうれん草1%）と比較して、鉄剤は圧倒的に優れています。

アルコールの大量摂取は葉酸の吸収を妨げて、葉酸欠乏性貧血の原因となります。妊娠中のアルコール摂取は胎児の発育障害の原因にもなりますので、**飲酒は控えるように指導**しましょう。

表4 鉄分の多い食品

食品	鉄含有量	
牛レバー	4.0mg／100g	鉄の吸収率：13%
牛ヒレ肉	2.5mg／100g	鉄の吸収率：23%
カツオ	1.9mg／100g	鉄の吸収率：8%
鶏もも	0.4mg／100g	
小松菜	2.8mg／100g	
卵	0.9mg／1個	
ほうれん草	6.6mg／1束	鉄の吸収率：1%
焼き海苔	0.8mg／1枚	

日本鉄バイオサイエンス学会：鉄剤の適正使用による貧血治療指針（第2版）．響文社，北海道，2009. を参考に作成

❺ Rh式血液型不適合妊娠

▌要チェック！な検査

	基準値	
● 母体がRh（−）で胎児が Rh（＋）のときに要注意 ← **低値**	□Rh式血液型 　頻度：日本人の95%がRh（＋）	
	□間接クームス試験 　基準値：陰性	**高値** → ● 赤血球膜に対する不規 則抗体（抗D抗体）の存 在で陽性

▌Rh式血液型不適合妊娠とは？

血液型には、一般に広く知られるABO式血液型のほかにD抗原の有無によって分類される**Rh式血液型**があります。**Rh（＋）の人の赤血球膜上にはD抗原があり、Rh（−）の人にはD抗原がありません。**

Rh（−）の女性がRh（＋）の胎児を妊娠した場合、妊娠中や分娩時に胎児の血液（D抗原あり）が母体（D抗原なし）に流入します。母体にとってD抗原は異物（本来、自分が持っていないもの）であるため、**D抗原に対する抗体を産生**します。この現象はおもに妊娠後期や分娩時に発生し、最初に産生される抗D抗体（IgM）は胎盤を通過しないため、第1子の体内で問題が生じることはあまりありません。

しかしこの母親がRh（＋）の第2子を妊娠した場合、胎児の血液の流入に母体の記憶リンパ球が反応してすみやかに抗D抗体（IgG）を産生します。IgG抗体は胎盤を通過するため、母体で産生された抗D抗体が胎児の体に入ります。抗D抗体は胎児の赤血球（D抗原あり）と**抗原抗体反応**を起こして**溶血**が生じます。**溶血性貧血が高度になると胎児水腫などによる死亡の原因にもなります。**

観察・看護のポイント

Rh式血液型のスクリーニング検査で妊婦がRh（－）で、夫がRh（＋）の場合には（胎児がRh（＋）の可能性があるため）、妊婦で**間接クームス試験**を行います（**図2**）。

間接クームス試験が陰性であれば、母体中に抗D抗体が存在しないことを意味します。今回の妊娠分娩中に抗D抗体が産生されないように、**抗Dヒト免疫グロブリン**を投与します。

間接クームス試験が陽性であれば、すでに抗D抗体が存在することを意味します。抗D抗体の力価や胎児の状態をみて、**母体の血漿交換**や**胎児輸血**あるいは**分娩誘導**など適切な処置を行います。

図2 間接クームス試験（妊婦に抗D抗体が存在する場合の結果）

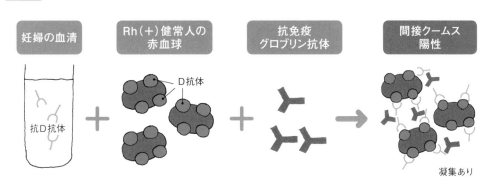

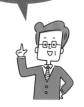

凝集しない（間接クームス：陰性）ときは、妊婦に抗D抗体が存在しないと考えたらよいでしょう！

❻母子感染症

要チェック！な検査

	基準値		
	□HBs抗原 陰性	高値	●B型肝炎キャリア（HBe抗原が陽性はハイリスク）
	□HIV抗体 陰性	高値	●HIV感染症キャリア
	□HTLV-1抗体 陰性	高値	●HTLV-1感染症キャリア

※トキソプラズマ、梅毒、風疹などの検査も行う

母子感染の予防法は？

母親がB型肝炎キャリアの場合は、**児に生下時より抗HBs人免疫グロブリンとHBワクチンを投与します**（HBe抗原陽性の場合は、感染リスクが高い）。

HIV感染症のキャリアの場合は、**母児に抗ウイルス薬**を投与します。HTLV-1感染症のキャリアであれば、母乳感染を予防するために**人工乳**や**母乳凍結法**を考慮します。

母性の検査値の特徴

Part 5 対象別 検査データの読みかた

小児の検査値の特徴

● 成人の基準値との違い

スクリーニング検査の基準値

		成人	1歳児	6歳児
血球検査	□ ヘモグロビン(Hb、g/dL)	男性　13〜17 女性　12〜16	男児　10.5〜14.0 女児　10.5〜14.0	男児　11.5〜14.5 女児　11.5〜14.5
	□ 白血球数(WBC、/μL)	3,500〜9,000	6,000〜17,500	5,000〜14,500
	□ 血小板数(Plt、万/μL)	15〜35	18〜47	17〜43
生化学検査	□ 総タンパク(TP、g/dL)	6.5〜8.0	5.7〜7.5	6.2〜7.7
	□ アスパラギン酸アミノトランスフェラーゼ(AST、U/L)	10〜35	23〜57	24〜38
	□ アラニンアミノトランスフェラーゼ(ALT、U/L)	5〜30	成人と同じ	成人と同じ
	□ 乳酸脱水素酵素(LD、U/L)	120〜220	202〜437	175〜320
	□ ビリルビン(Bil、mg/dL)	0.2〜1.2	成人と同じ	成人と同じ
	□ 尿素窒素(BUN、mg/dL)	8〜20	成人と同じ	成人と同じ
	□ クレアチニン(Cr、mg/dL)	男性　0.5〜1.0 女性　0.4〜0.8	男児　0.16〜0.32 女児　0.16〜0.32	男児　0.25〜0.48 女児　0.25〜0.48
	□ 総コレステロール(TC、mg/dL)	130〜220	成人と同じ	成人と同じ
	□ トリグリセリド(TG、mg/dL)	30〜150	成人と同じ	成人と同じ
	□ 空腹時血糖(FBS、mg/dL)	80〜110	成人と同じ	成人と同じ
免疫血清検査	□ C反応性タンパク(CRP、mg/dL)	0.1未満	成人と同じ	成人と同じ

成人と基準値が異なる理由

　胎児期の造血は卵黄囊から始まって肝臓、脾臓、そして骨髄となっていきます。旺盛な造血により生下時のヘモグロビン値は18g/dL前後、白血球数は20,000/μL前後と高値です。しだいに血球は減少し、ヘモグロビン値は2〜3か月ごろに最低となります。成長とともに造血の場は体幹部の骨髄に集約され、血球数は安定してきます。

　生下時の総タンパクは4.7〜6.4g/dLと低値ですが、栄養摂取や肝臓でのアルブミン合成の増加に伴って、年齢とともにしだいに上昇します。また、小児では身体の成長により全身の臓器や骨での新陳代謝が盛んなため、それらに含まれる酵素であるAST、LD、アルカリホスファターゼ(ALP)は高値となります。

　ビリルビンは、生理的な新生児黄疸により生後5〜7日に最も上昇しますが、しだいに低下して3か月ごろには成人の基準値となります。クレアチニンは筋肉量に相関するため低年齢ほど低値です。

● 検査で特に注意すべきこと

　小児は症状をうまく言葉で訴えることができません。病態把握のために検査はとても大切です。年齢に応じて可能性の高い疾患を念頭に置きながら検査を進めていきます。

　新生児黄疸、先天性疾患、ウイルス感染症、腸重積、脱水など、小児ならではの病態は数多くあります。また、小児は血管が細いため、採血時の溶血により検査値が見かけ上で異常を示す可能性があります。

　また、小児に対しても検査をする前に、どんな検査なのか（痛いかどうか）、何のためにする検査なのか（診断や治療の役に立つのか）、今後の診療はどのように進むのか、などを十分に説明する必要があります。「子どもだから説明してもわからないだろう」「一瞬の痛みだから覚えていないだろう」というような考えは間違っています。

　理由もわからずに痛い検査をされると、恐怖心となって、その後の治療に前向きでなくなります。トラウマとなって成長後も痛みに敏感になるという報告もあります。また、X線や心電図など大人なら「痛くない」と当然わかっている検査でも、初めて受ける小児にとっては恐怖です。子どもの立場になって、丁寧にわかりやすく説明してください。

　検査自体もできるだけ苦痛がないように配慮が必要です。最近では採血前に刺針部に局所麻酔薬のクリームやパッチを使用して、注射の痛みを最低限に抑える工夫もなされています。ただし、鎮静剤の使用や体の抑制（抑え込むなど）はできるだけ避けてください。「母親が横にいると緊張して採血しにくい」というのも、あくまでも看護師サイドの都合です。子どもにとっては横にお母さんがいてくれるほうが安心するに決まっています。小児の患者さんは大人に強く言われると拒否しにくい立場ですので、成人の患者さんに対する以上に十分な説明と配慮をしましょう。

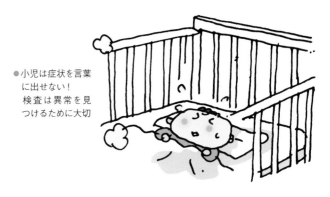

●小児は症状を言葉に出せない！検査は異常を見つけるために大切

● 代表的な疾患・症状と検査

❶ 新生児黄疸

▌要チェック！な検査

基準値		
□ビリルビン（Bil） 生理的変動の範囲： ・生後2〜3日で黄疸が出現 　（Bil 4〜8 mg/dL） ・生後5〜7日で黄疸がピーク 　（Bil 12 mg/dL前後） ・生後2週間で黄疸が消失 　（Bil 2 mg/dL以下） （成人：0.2〜1.2 mg/dL）	高値	●病的黄疸 　（重症：15 mg/dL以上） ※早産児は血液脳関門が未発達で核黄疸をきたしやすいので12 mg/dL以上を重症として対応する。黄疸が出生24時間以内に早発した、または2週間以上に遷延した場合も病的

新生児黄疸とは？

胎児の赤血球の**ヘモグロビンF**は、低酸素の胎内でも酸素を運搬できるように**酸素親和性が高い反面、寿命は短い**という性質があります。出生後にヘモグロビンFは分解され、寿命の長い成人型の**ヘモグロビンA**に置き換わります。このヘモグロビンFの分解により、新生児では間接ビリルビンの産生が高まります。一方で、肝臓のグルクロン酸抱合の能力が未熟であるため、直接ビリルビンへの変換が十分に機能しません。その結果、多くの新生児では間接ビリルビンが蓄積して生理的な**新生児黄疸**をきたします（**図3**）。

通常、**生後2〜3日**で黄疸が出現し、**生後5〜7日**でビリルビン値はピークとなり、その後は自然に低下して**2週間以内に黄疸は消失**します。**生理的な範囲を超えてビリルビンが上昇**したり、**黄疸が早発・遅延**したりする場合を病的黄疸と判断します。ビリルビン値を日齢と出生時体重に照らし合わせて判定し、光線療法を開始します。

間接ビリルビンのうち血清中のアルブミンと結合していない遊離型は血液脳関門を通過して、新生児の神経細胞を障害することがあります。この状態を**核黄疸**と呼び、中枢神経症状を示して後遺症を残す可能性があります。

図3 ビリルビン代謝と新生児黄疸

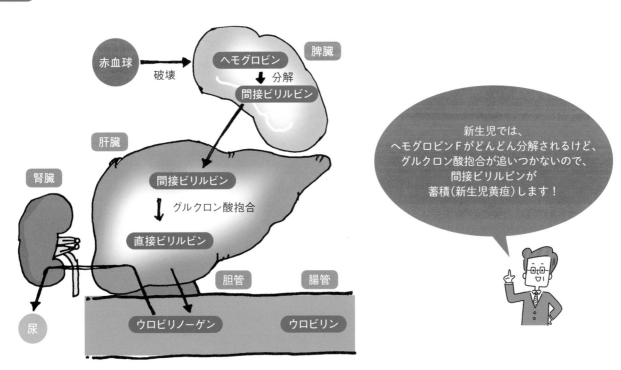

新生児では、ヘモグロビンFがどんどん分解されるけど、グルクロン酸抱合が追いつかないので、間接ビリルビンが蓄積（新生児黄疸）します！

観察・看護のポイント

新生児の黄疸の程度や経過を注意深く観察します。また、黄疸が強い場合には**傾眠傾向**、**筋緊張の変化**、**けいれん**など核黄疸を示唆する所見の有無に注意をしてください。

❷脱水

要チェック!な検査

	基準値		
● 低張性脱水 （130mEq/L未満） ← **低値**	□ナトリウム（Na） 135～145 mEq/L （喪失した物質によって変動）	**高値** →	● 高張性脱水 （150mEq/L以上）
	□血中尿素窒素（BUN） 8～20mg/dL	**高値** →	● 脱水 （BUN/Cr比が25以上）
	□尿比重 1.015～1.025	**高値** →	● 脱水 （例外：尿崩症など）

※「Ht」「TP」「Alb」も脱水で上昇する

小児に脱水が起きやすい理由は?

　小児の体は成人に比べて**水分（特に細胞外液量）の割合が高く**、腎臓の尿濃縮力が未熟で、**不感蒸泄（発汗）も多い**ために、体重のわりに多くの水分摂取が必要です。胃腸炎などで下痢や嘔吐を起こしやすく、口渇感があっても**自分で十分に飲水できない**ため脱水を生じやすくなります。

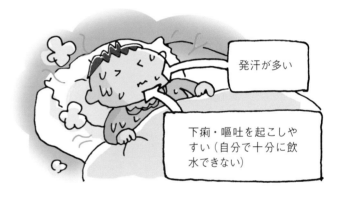

発汗が多い

下痢・嘔吐を起こしやすい（自分で十分に飲水できない）

脱水の種類

　血清ナトリウム濃度により、**高張性脱水、等張性脱水、低張性脱水**の３種類に分類されます（P.126 図11）。

　高張性脱水は**ナトリウムより水の喪失量が多い場合**です（血液は煮詰まったようになって、ナトリウム濃度が上昇する）。大量の発汗、尿崩症、一部のウイルス性胃腸炎による下痢などで生じます。**口渇感を感じても飲水できない乳幼児や高齢者**で認められやすい病態です。血漿浸透圧の上昇により細胞内の水分が細胞外（血漿）に移行するため、循環血液量の低下は目立ちませんが、神経細胞内の脱水により**易興奮性、けいれん、意識障害**などの症状を呈します。

　等張性脱水はナトリウムと水の喪失量のバランスが取

れている場合です。通常の下痢や嘔吐で失われる消化管液は比較的等張に近いため、等張性脱水になります。また、最初は高張性脱水であっても、（年長児であれば）口渇感による飲水や腎臓での水再吸収の調整によって**等張性に移行**します。実際に小児でみられる**脱水の95%は等張性脱水**と言われています。

　一方、低張性脱水は、**脱水に対してナトリウム濃度の低い輸液（ブドウ糖液など）を行った場合**に生じます。等張性脱水や低張性脱水では循環血液量の低下による症状が主となります。**皮膚緊張度の低下、頻脈、血圧低下**などを認めます（P.125 ～126 も参照）。

小児の検査値の特徴

Part **5**

対象別 検査データの読みかた

観察・看護のポイント

乳幼児では**口渇感を訴えることができず、高度の脱水は重篤な状態を引き起こすこともあります。**皮膚の緊張度、口唇の乾燥、大泉門の陥凹、四肢の冷

感、機嫌の悪さ、意識状態、脈拍、血圧、尿量など、年齢に応じて症状の変化を注意深く観察する必要があります。

❸身体の成長の影響

要チェック！な検査

ALP（アルカリホスファターゼ）、AST（アスパラギン酸アミノトランスフェラーゼ）、LD（乳酸脱水素酵素）の年齢別基準値

	ALP：女児(U/L)	ALP：男児(U/L)	AST(U/L)	LD(U/L)
0か月	530〜1,610	女児と同じ	20〜60	198〜404
1か月	510〜1,620	女児と同じ	21〜64	201〜405
6か月	420〜1,580	女児と同じ	25〜68	211〜428
1歳	395〜1,289	395〜1,339	23〜57	202〜437
6歳	460〜1,250	440〜1,230	24〜38	175〜320
15歳	155〜900	270〜1,200	13〜30	120〜250
成人	100〜350	女性と同じ	10〜35	120〜220

年齢により値が変動する理由は？

ALPは骨や肝臓など全身の臓器に含まれている酵素です。成人では骨折や胆道疾患で上昇します。小児では骨の成長にともない、**成人の4〜6倍以上の値**となります。アイソザイムでは、ALP3（骨型）が高値です。

ASTとLDも全身の臓器や組織に含まれている酵素であるため、成長期の小児では高値となります。LDのアイソザイムパターンに年齢差はありません。

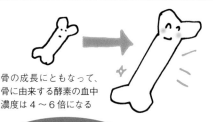

●骨の成長にともなって、骨に由来する酵素の血中濃度は4〜6倍になる

成長に伴って基準値が変化する検査項目は、これ以外にも複数あります。小児では年齢を考慮して検査結果をアセスメントすることが大切です！

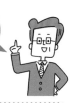

観察・看護のポイント

小児は同じ年齢でも成長度や体格に個人差が著しいため、**検査の基準値の幅が大きくなる傾向にあり**ます。検査結果が年齢別基準値の範囲内であっても、その患者さんの成長度や体格からすると異常である

可能性もあります。検査結果をアセスメントするときは、**ほかの検査項目や臨床症状なども含めた総合的な判断**も必要です。

❹採血時の溶血

要チェック！な検査

	基準値		
	☐ カリウム(K) 3.5〜5.0 mEq/L	**高値**	● 採血時の溶血
	☐ アスパラギン酸 アミノトランス フェラーゼ(AST)、 乳酸脱水素酵素(LD) 基準値は年齢で異なる (P.142参照)	**高値**	● 採血時の溶血

小児に採血時の溶血が起こりやすい理由は？

　小児は血管が細いほか、採血時に暴れることもあります。そのため**細い採血針を使用**したり、**採血に時間がかかったり**することがあります。そのようなとき、採血の途中で赤血球が壊れてしまいます（溶血）。

　溶血すると、採血管内で赤血球に含まれているカリウム、AST、LD などが流れ出て見かけ上の検査値は上昇します。もちろん、これは採血管の中での現象で、患者さんの体に問題はありません。

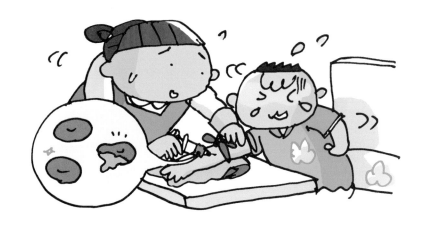

観察・看護のポイント

　例えば、採血時の溶血によりカリウムが高値を示しているのに、患者さんが本当に高カリウム血症を起こしていると誤診して、カリウムを下げる治療を行ったら大変です。**小児では採血時に溶血を起こしている可能性を念頭において、ほかの検査項目や臨**床症状を参考にアセスメントすることが必要です。

　看護師は**採血に時間がかかった場合は、そのことを検査室に連絡**しましょう。検査技師は血清の色や検査結果から溶血の可能性を判断して主治医へ報告するはずです。これも、チーム医療のひとつです。

高齢者の検査値の特徴

● 成人の基準値との違い

▌スクリーニング検査の基準値

			成人	高齢者
血球検査		□ ヘモグロビン（Hb、g/dL）	男性　13〜17 女性　12〜16	男性　11.0〜16.0 女性　10.0〜15.0
		□ 白血球数（WBC、/μL）	3,500〜9,000	成人と同じ
		□ 血小板数（Plt、万/μL）	15〜35	成人と同じ（加齢とともに⬇傾向）
生化学検査		□ 総タンパク（TP、g/dL）	6.5〜8.0	6.1〜8.1
		□ アスパラギン酸アミノトランスフェラーゼ（AST、U/L）	10〜35	成人と同じ
		□ アラニンアミノトランスフェラーゼ（ALT、U/L）	5〜30	成人と同じ
		□ 乳酸脱水素酵素（LD、U/L）	120〜220	成人と同じ（加齢とともに⬆傾向）
		□ ビリルビン（Bil、mg/dL）	0.2〜1.2	成人と同じ
		□ 尿素窒素（BUN、mg/dL）	8〜20	成人と同じ（加齢とともに⬆傾向）
		□ クレアチニン（Cr、mg/dL）	男性　0.5〜1.0 女性　0.4〜0.8	男性　成人と同じ（長期臥床の場合に⬇傾向） 女性　成人と同じ（長期臥床の場合に⬇傾向）
		□ 総コレステロール（TC、mg/dL）	130〜220	成人と同じ
		□ トリグリセリド（TG、mg/dL）	30〜150	成人と同じ（加齢とともに⬇傾向）
		□ 空腹時血糖（FBS、mg/dL）	80〜110	成人と同じ
免疫血清検査		□ C反応性タンパク（CRP、mg/dL）	0.1未満	成人と同じ

▌成人と基準値が異なる理由

　高齢者は骨髄の造血機能低下や腎臓のエリスロポエチン産生低下などによりヘモグロビン値が低下します。白血球の分画ではリンパ球の割合が低下しますが、白血球全体の数として大きな変化はありません。血小板数は比較的維持されていますが、後期高齢者では軽度減少します。血小板機能は低下します。

　アルブミンの産生低下や低栄養でTPは低下します。

LDやBUNは加齢とともに上昇傾向にあります。いずれも基準値を変更するほどではありません。クレアチニンは筋肉量に相関するため、長期臥床などで筋萎縮がある場合は低下します。クレアチニンクリアランスは加齢とともに低下し、70歳代で成人の約70%となります。

　高齢者では食後血糖が高くなる傾向がありますが、糖尿病の診断は成人と同じ診断基準を使用します。

● 検査で特に注意すべきこと

高齢者では**複数の慢性疾患を合併**していることが多く、**多種類の薬剤を服用**している人もめずらしくありません。複雑な病態を解明するために、多面的な検査が必要となります。

自覚症状が乏しいことも高齢者の特徴です。検査値を含めた**他覚所見の注意深い観察**が重要となります。

また、高齢者は**低栄養や誤嚥性肺炎**を起こしやすいため、それらを診断する検査も大切です。

高齢者には、
認知症のため理解力や記憶力に
乏しい人もいます。
検査の説明などをするときは、
人生の先輩に対する尊敬の念を忘れずに、
丁寧に対応してください。
難聴や姿勢保持が苦しい人もいるので、
検査をするときは
十分な配慮をしましょう

● 代表的な疾患・症状と検査

❶高齢者の貧血

▌要チェック!な検査

	基準値	
● 貧血 （11 g/dL未満は 要精査／治療） ◀ 低値	☐ヘモグロビン(Hb) 男性11.0〜16.0 g/dL （成人：13〜17 g/dL） 女性10.0〜15.0 g/dL （成人：12〜16 g/dL）	
● 小球性貧血 ◀ 低値	☐平均赤血球容積(MCV) 80〜100 fL	高値 ▶ ● 大球性貧血
● 鉄欠乏性貧血 ● 慢性疾患に伴う 二次性貧血 ◀ 低値	☐血清鉄 男性80〜200 μg/dL 女性70〜180 μg/dL	
● 鉄欠乏性貧血 ◀ 低値	☐フェリチン 10〜120 ng/mL	高値 ▶ ● 慢性疾患に伴う 二次性貧血
	☐総タンパク(TP) 6.1〜8.1g/dL （γグロブリンは10〜20%）	高値 ▶ ● 多発性骨髄腫 （タンパク分画で γグロブリンが増加）

高齢者の貧血の特徴は？

　一般成人ではヘモグロビン値が女性 12 g/dL 未満、男性 13 g/dL 未満を貧血としますが、加齢に伴ってヘモグロビン値は低下しますので、高齢者では **11g/dL 未満**を病的な貧血と判断します。小球性貧血（MCV低値）の場合、鉄欠乏性貧血あるいは慢性疾患（関節リウマチ、悪性腫瘍、感染症など）に伴う**二次性貧血**が考えられます。どちらも血清鉄は低下しますが、**フェリチンの値が鑑別**になります。鉄欠乏性貧血では胃潰瘍や大腸がんなどによる消化管出血を疑って消化管内視鏡検査などが必要です。

　高齢者の貧血の原因として比較的多いものに、多発性骨髄腫（**図 5**）、腎性貧血、骨髄異形成症候群などがあります。**多発性骨髄腫を疑えばタンパク分画**などを、**腎性貧血を疑えばエリスロポエチン濃度**を検査します。骨髄異形成症候群の診断には骨髄穿刺が必要です。

　高齢者で軽度貧血が増悪傾向なく持続して、原因疾患を特定できないこともよくあります。その場合は、老人性貧血として経過観察を行います。

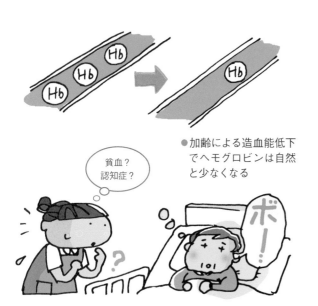

貧血？
認知症？

●加齢による造血能低下でヘモグロビンは自然と少なくなる

ボー！

観察・看護のポイント

　ADL（日常生活動作）が低下している高齢者では、貧血の症状（動悸、息切れ、立ちくらみ）が出にくい傾向にあります。「元気がない」「だるい」などのサインを見落とさないようにしましょう。顔色不良や、眼瞼結膜が貧血調などの観察も大切です。

　また、**貧血による活動低下を認知症やうつ病と間違って診断される**こともあるので要注意です。

図5　多発性骨髄腫の病態

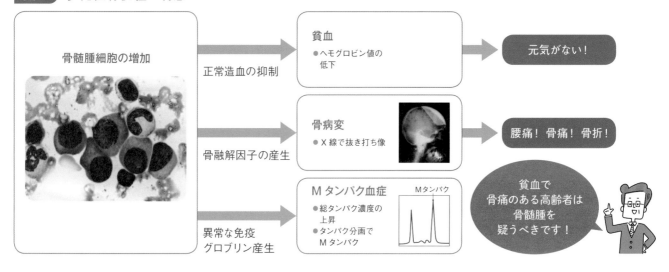

骨髄腫細胞の増加

正常造血の抑制

貧血
●ヘモグロビン値の低下

元気がない！

骨融解因子の産生

骨病変
● X 線で抜き打ち像

腰痛！ 骨痛！ 骨折！

異常な免疫グロブリン産生

M タンパク血症
●総タンパク濃度の上昇
●タンパク分画でM タンパク

Mタンパク

貧血で骨痛のある高齢者は骨髄腫を疑うべきです！

❷低栄養

要チェック!な検査

	基準値	
● 低栄養 （診断のめやす： 3.0g/dL未満） **低値**	□アルブミン（Alb） 3.5〜5.0 g/dL （成人：4.0〜5.0 g/dL）	
● 低栄養 （診断のめやす： 200mg/dL未満） **低値**	□トランスフェリン（Tf） 240〜400mg/dL	
● 低栄養 （診断のめやす： 15mg/dL未満） **低値**	□トランスサイレチン （プレアルブミン） 22〜40 mg/dL	

低栄養の評価とは?

　高齢者、特に後期高齢者、ADL障害者、認知症患者では低栄養になりやすく、**急速に進行する傾向**にあります。アルブミンの値が基本的な栄養指標です。低栄養の基準は教科書的には3.5g/dL未満ですが、これを用いると多くの高齢者が当てはまってしまいます。実際には**3.0g/dL未満**をめやすとするのが現実的です。ただ、アルブミンは半減期が21日と長いために短期間の栄養状態の変化を判断することは困難です。そこで、トランスフェリン（半減期7日）やトランスサイレチン（半減期2日）など**回転の速いタンパク（RTP）が短期間の栄養評価に使用されます。**

　アルブミンの値は栄養状態だけでなく、肝障害や脱水でも変化するため注意が必要です。また、RTPも肝障害がある場合には低下します（くわしくはP.121〜122を参照）。

観察・看護のポイント

　高齢者の低栄養は**ADL低下や褥瘡の原因**にもなり生命予後を左右します。検査データだけでなく、**体重や食事摂取量の変化**など主観的包括的評価（SGA、P.122 表10）も大切です。

　低栄養と判断した場合は、食事内容の見直しだけでなく、患者さんの食事の様子を注意深く観察することも看護師の大切な仕事です。高齢者は摂食嚥下機能が低下していることもよくあります。患者さんの食事の様子を観察し、必要に応じて**食事環境の整備**（照度、食卓の高さ、食器の形態など）や摂食介助の工夫を行います。

　また、嚥下困難の程度によって**栄養補給法**（経口栄養法、経管栄養法、静脈栄養法）の選択を医師や管理栄養士と相談することも大切です。

検査データ + SGA
での評価が重要!

❸ 突然の発熱

要チェック！な検査

	基準値		
	□C反応性タンパク（CRP） 0.1 mg/dL未満	**高値**	● 炎症
	□白血球数（WBC） 3,500〜9,000/μL	**高値**	● 細菌感染症
	□白血球分画 好中球 40〜70%、リンパ球 20〜50%、単球 0〜10%、好酸球 1〜5%、好塩基球 0〜1%	**高値**	● 細菌感染で好中球が増加 （桿状核球の割合が増加）

あわせてチェックしたい項目

□胸部X線 ・・・・・・・・・・・・・ **肺炎で浸潤影**

□尿検査 ・・・・・・・・・・・・・・ **腎盂腎炎で尿沈渣に白血球や細菌が出現**

□インフルエンザ迅速検査 ・・・・・・ **インフルエンザで陽性**

発熱時にまず行う検査は？

　高齢者が「今朝から38℃あります」といった場合は、ほとんどが急性感染症です。肺炎、尿路感染症（腎盂腎炎）などの頻度が高いです。流行時期ならインフルエンザの可能性も考えないといけません。

　まずは、CRPと白血球数をチェックします。急性炎症性タンパクであるCRPは、炎症があると5〜6時間で上昇を始め、炎症が治癒すると1〜2日で正常化します。CRPの上昇程度は炎症の強さを反映しており、CRP10mg/dL以上では重症感染症の可能性があります。白血球は細菌感染症で増加します。白血球分画で桿状核球など未熟な好中球の割合が増える（左方移動）のも細菌感染症で特徴的です。

　白血球数は個人差や服薬の影響もありますので、平常時（発熱を起こす前）の値と比較することが大切です。

CRPも関節リウマチなどでは慢性的に高値ですから、以前との変化に注目しましょう。

　感染症の部位や起炎菌の種類を同定するために、必要な検査（**表6**など）を行います（くわしくはP.123〜124を参照）。

表6 感染部位・起炎菌同定に必要な検査

感染症の種類	検査の種類
肺炎	●胸部X線　● CT検査　●喀痰培養
腎盂腎炎	●検尿　●尿培養
敗血症	●血液培養
インフルエンザ	●迅速検査

観察・看護のポイント

　現在、日本人の死因の第5位は肺炎です（厚生労働省「平成30年人口動態統計」による）。**高齢者では症状が出にくい傾向**があるので、呼吸器症状（咳、痰）が乏しくても発熱がある場合や、発熱が軽度でも呼吸器症状がある場合は、肺炎を疑って胸部X線写真の検査をすることが大切です。**肺炎の早期発見**には看護師の観察力がカギを握ります。

❹浮腫

▍要チェック！な検査

	基準値	
● 低栄養、肝硬変、ネフローゼ症候群 ←**低値**	□アルブミン（Alb） 3.5〜5.0 g/dL （成人：4.0〜5.0 g/dL）	
	□クレアチニン（Cr） 男性0.5〜1.0 mg/dL 女性0.4〜0.8 mg/dL	**高値**→ ● 腎不全

あわせてチェックしたい項目	□胸部X線 ・・・・・・・・・・・・ **心不全で心胸郭比（CTR）の増加**

▍浮腫の原因診断に必要な検査は？

　浮腫はさまざまな原因で発症・増悪します（**図6**）。膠質浸透圧の低下を調べるために、**アルブミン濃度の測定**が必要です。腎不全を疑うときは、クレアチニン、BUN、カリウム濃度の検査を行います。慢性腎不全を早期に発見するためにはクレアチニンクリアランスが有用です。心不全は胸部X線で心胸郭比（CTR）の増加、心臓超音波検査で駆出率の低下などで確認します。

　いずれの検査も、もともと基準値を外れている高齢者も多いので、**平常時（浮腫をきたす前）の値と比較**することが大切です。

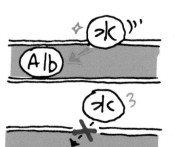

● アルブミンは水を引き込む作用があり、その濃度が低下すると…

● 血管外（組織）の水が血管内に引き込まれなくなり、浮腫の原因となる

観察・看護のポイント

　浮腫は下肢（前脛骨部、足背）や顔面（眼瞼）などで観察できます（程度についてはP.103表2参照）。**体重の増加**も重要な指標のひとつです。いずれにせよ、患者さんを見たときに「いつもと違う？」と感じる臨床力が大切です。

図6 浮腫の病態

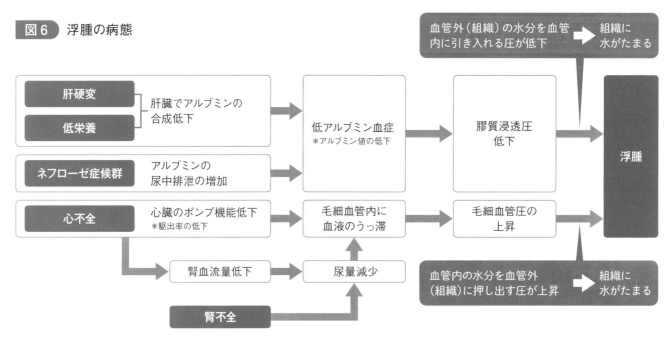

❺心筋梗塞

要チェック！な検査

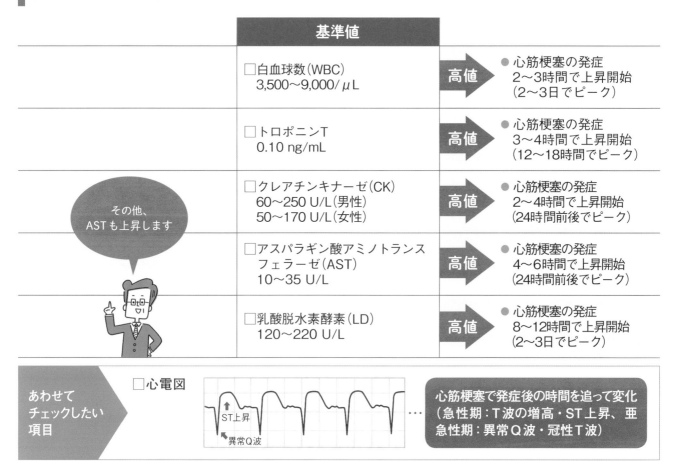

	基準値		
	□白血球数（WBC） 3,500〜9,000/μL	高値	● 心筋梗塞の発症 2〜3時間で上昇開始 （2〜3日でピーク）
	□トロポニンT 0.10 ng/mL	高値	● 心筋梗塞の発症 3〜4時間で上昇開始 （12〜18時間でピーク）
その他、 ASTも上昇します	□クレアチンキナーゼ（CK） 60〜250 U/L（男性） 50〜170 U/L（女性）	高値	● 心筋梗塞の発症 2〜4時間で上昇開始 （24時間前後でピーク）
	□アスパラギン酸アミノトランス フェラーゼ（AST） 10〜35 U/L	高値	● 心筋梗塞の発症 4〜6時間で上昇開始 （24時間前後でピーク）
	□乳酸脱水素酵素（LD） 120〜220 U/L	高値	● 心筋梗塞の発症 8〜12時間で上昇開始 （2〜3日でピーク）
あわせて チェックしたい 項目	□心電図 ST上昇 異常Q波	…	**心筋梗塞で発症後の時間を追って変化** **（急性期：T波の増高・ST上昇、亜** **急性期：異常Q波・冠性T波）**

心筋梗塞の診断に必要な検査は?

発症後の時間とともに、**血液検査の値や心電図の波形が変化**します。検査データを注意深くみることで、心筋梗塞の診断と発症時間の推定が可能です（くわしくは P.104 〜 106 を参照）。

観察・看護のポイント

高齢者では**心筋梗塞でも胸痛を訴えない**ことがあります。状態が急変した高齢者では、心筋梗塞の可能性も念頭において検査を進めるべきです。

❻心不全

要チェック!な検査

基準値		
☐脳性ナトリウム 利尿ペプチド(BNP) 18.4 pg/mL未満	高値 ➡	● 心不全 (要精査:40pg/mL以上、 要治療:100pg/mL以上)

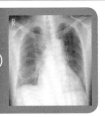

| あわせて
チェックしたい
項目 | ☐胸部X線 ··· | 心不全で
心胸郭比(CTR)
の増加 | ☐心臓超音波検査 | 心不全で
駆出率(EF)
の低下
(P.90参照) |

心不全の検査は?

浮腫や呼吸困難があり心不全を疑う場合は、**胸部X線で心胸郭比の増加**を確認します。以前の胸部X線と比較することが大切です。心臓超音波検査では心臓の動きを直接に観察できます。BNPの測定も有用です（くわしくは P.102 〜 103 を参照）。

観察・看護のポイント

慢性心不全の増悪で入院してくる高齢者は非常に多いです。他の疾患で入院中に心不全を起こすこともよくあります。

❼脱水

脱水の検査は?

小児と同様に、高齢者は脱水を起こしやすいので注意が必要です。血清ナトリウム濃度で高張性、等張性、低張性の脱水に分類されます。**BUN/Cr 比やヘマトクリットの上昇**も脱水を示唆します（くわしくは P.125 〜 126 を参照）。

観察・看護のポイント

高齢者は筋肉量の減少に伴い**水分の体内貯留量が減っています**。また、**口渇感を感じにくいこと**、**ADL 低下**などにより、十分に飲水ができないこともあります。

小児と同様に、高齢者でも脱水に注意する必要があります。

本書で使われている略語

この本に登場する略語について、アルファベット順に紹介します！

略語	正式名称	日本語
ADH	antidiuretic hormone	抗利尿ホルモン
AFP	α-fetoprotein	アルファ・フェトプロテイン
Alb	albumin	アルブミン
ALP	alkaline phosphatase	アルカリホスファターゼ
ALT	alanine transaminase	アラニンアミノトランスフェラーゼ
AMY	amylase	アミラーゼ
APTT	activated partial thromboplastin time	活性化部分トロンボプラスチン時間
AST	aspartate transaminase	アスパラギン酸アミノトランスフェラーゼ
ATL	adult T-cell leukemia-lymphoma	成人T細胞白血病
BE	base excess	塩基過剰
BNP	B-type natriuretic peptide	脳性ナトリウム利尿ペプチド
Bil	bilirubin	ビリルビン
BUN	blood urea nitrogen	血中尿素窒素
BS	blood glucose（blood sugar）	血糖
Ca	calcium	カルシウム
CA19-9	carbohydrate antigen 19-9	糖鎖抗原19-9
Ccr	creatinine clearance	クレアチニンクリアランス
Ch	cholesterol	コレステロール
CK	creatine kinase	クレアチンキナーゼ
CKD	chronic kidney disease	慢性腎臓病
COPD	chronic obstructive pulmonary disease	慢性閉塞性肺疾患
Cr	creatinine	クレアチニン
CRP	C-reactive protein	C反応性タンパク
CT	computed tomography	コンピュータ断層撮影法
CTR	cardiothoracic ratio	心胸郭比
D-Bil	direct bilirubin	直接ビリルビン
DIC	disseminated intravascular coagulation	播種性血管内凝固症候群
EDTA	ethylenediaminetetraacetic acid	エチレンジアミン四酢酸
FBS	fasting blood sugar	空腹時血糖
FDP	fibrinogen degradation products	フィブリン／フィブリノゲン分解産物
Fg	fibrinogen	フィブリノゲン
FM	fibrin monomer	可溶性フィブリンモノマー複合体
GAD	glutamic acid decarboxylase	グルタミン酸脱炭酸酵素
GFR	glomerular filtration rate	糸球体濾過値
HA	hepatitis A virus	A型肝炎ウイルス
Hb	hemoglobin	ヘモグロビン
HbA1c	hemoglobin A1c	糖化ヘモグロビン
HBe	hepatitis B envelope	B型肝炎e
HBs	hepatitis B surface antigen	B型肝炎ウイルス表面抗原
HCV	hepatitis C virus	C型肝炎ウイルス
HCV-RNA	hepatitis C virus-ribonucleic acid	C型肝炎ウイルスRNA
HDL	high density lipoprotein	高比重リポタンパク
H-FABP	heart type fatty acid-binding protein	心筋型脂肪酸結合タンパク
HIV	human immunodeficiency virus	ヒト免疫不全ウイルス

略語	正式名称	日本語
HPF	high power field	高倍率視野
Ht	hematocrit	ヘマトクリット
HUS	hemolytic uremic syndrome	溶血性尿毒症性症候群
I-Bil	indirect bilirubin	間接ビリルビン
ICU	intensive care unit	集中治療室
IgA	Immunoglobulin A	免疫グロブリンA
IgG	Immunoglobulin G	免疫グロブリンG
IgM	Immunoglobulin M	免疫グロブリンM
ITP	idiopathic thrombocytopenic purpura	特発性血小板減少性紫斑病
K	kalium	カリウム
LD、LDH	lactate dehydrogenase	乳酸脱水素酵素
LDL	low density lipoprotein	低比重リポタンパク
MCV	mean corpuscular volume	平均赤血球容積
MRA	magnetic resonance angiography	磁気共鳴血管造影
MRCP	magnetic resonance cholangiopancreatography	磁気共鳴胆膵管撮影
MRI	magnetic resonance imaging	磁気共鳴画像
Na	natrium	ナトリウム
NST	nutrition support team	栄養サポートチーム
NYHA	New York Heart Association	ニューヨーク心臓協会
ODA	objective data assessment	客観的栄養評価
$PaCO_2$	arterial CO_2 pressure	動脈血二酸化炭素分圧
PA-IgG	platelet-associated IgG	血小板結合IgG
PaO_2	arterial O_2 pressure	動脈血酸素分圧
pH	hydrogen power	水素イオン指数
PIC	plasmin-α_2 plasmin inhibitor complex	プラスミン-α_2 プラスミンインヒビター複合体
PIVKA II	protein induced by vitamin K absence or antagonist II	ピブカ・ツー
Plt	platelet count	血小板数
PSA	prostatic specific antigen	前立腺特異抗原
PT	prothrombin time	プロトロンビン時間
PTH	parathyroid hormone	副甲状腺ホルモン
PT-INR	prothrombin time-international normalized ratio	プロトロンビン時間国際標準比
RBC	red blood cell count	赤血球数
RTP	rapid turnover protein	急速代謝回転タンパク
SGA	subjective global assessment	主観的包括的評価
SLE	systemic lupus erythematosus	全身性エリテマトーデス
SIADH	syndrome of inappropriate secretion of antidiuretic hormone	不適合分泌症候群
SpO_2	percutaneous oxygen saturation	経皮的酸素飽和度
TAT	thrombin-antithrombin complex	トロンビン-アンチトロンビン複合体
T-Bil	total bilirubin	総ビリルビン
TG	triglyceride	トリグリセリド
TMA	thrombotic microangiopathy	血栓性微小血管障害
TP	total protein	総タンパク
TTP	thrombotic thrombocytopenic purpura	血栓性血小板減少性紫斑病
UA	uric acid	尿酸
WBC	white blood cell count	白血球数
3D-CTA	3D computed tomography angiography	三次元 CT 血管造影
75gOGTT	75g-oral glucose tolerance test	75g経口ブドウ糖負荷試験
γ-GT	γ-glutamyltransferase	ガンマ・グルタミルトランスフェラーゼ
%VC	%vital capacity	%肺活量

資料

本書で扱うおもな検査基準値一覧

検査種類別基準値一覧

検査項目		基準値	高値・陽性・異常で考えられるもの	低値で考えられるもの	備考
一般検査	尿定性検査 →P.10	タンパク(−)	腎臓疾患(糸球体腎炎)、糖尿病、泌尿器疾患(尿路結石、尿路感染症)		
		糖(−)			
		潜血(−)			
		ウロビリノーゲン(±)			
		ケトン体(−)			
		白血球(−)			
	尿沈渣 →P.14	赤血球 1〜2個/HPF(高倍率視野)	泌尿器疾患(感染症、腫瘍)、腎臓疾患(糸球体腎炎)		
		白血球 1〜2個/HPF			
		扁平上皮 1〜2個/HPF			
	便潜血反応 →P.16	潜血(−)	大腸がん、出血性腸疾患、痔核		
血球検査	RBC →P.18	赤血球数(RBC) 400〜550万/μL(男性) 350〜500万/μL(女性)	多血症	貧血	●小児の年齢別基準値→P.138 ●高齢者の基準値：男性11.0〜16.0g/dL、女性10.0〜15.0g/dL
		ヘモグロビン(Hb)濃度 13〜17g/dL(男性) 12〜16g/dL(女性)			
		ヘマトクリット(Ht) 40〜50%(男性) 35〜45%(女性)			
		平均赤血球容積(MCV) 80〜100fL	大球性貧血	小球性貧血	
		網状赤血球数 0.2〜2%	赤血球造血亢進	赤血球造血低下	
	WBC →P.21	白血球数(WBC) 3,500〜9,000/μL			●妊娠時(後期)の基準値5,000〜16,000/μL ●小児の年齢別基準値→P.138
		好中球 40〜70%	細菌感染、心筋梗塞、血液疾患	骨髄抑制、血液疾患	
		好酸球 1〜5%	アレルギー疾患		
		好塩基球 0〜1%	血液疾患		
		単球 0〜10%	血液疾患		
		リンパ球 20〜50%	血液疾患	HIV感染症	
	Plt →P.24	血小板数(Plt) 15〜35万/μL	血液疾患	骨髄抑制、血液疾患、肝硬変	小児の年齢別基準値→P.138
凝固線溶系検査	PT APTT →P.26	プロトロンビン時間(PT) 10〜12秒	外因系凝固異常		
		国際標準化比(PT-INR) 0.9〜1.1			
		PT活性 70〜130%		外因系凝固異常	
		活性化部分トロンボプラスチン時間(APTT) 30〜40秒	内因系凝固異常		
	FDP Fg →P.29	フィブリン/フィブリノゲン分解産物(FDP) 5.0μg/mL以下	播種性血管内凝固症候群(DIC)、血栓疾患		
		フィブリノゲン(Fg) 200〜400 mg/dL	慢性炎症	播種性血管内凝固症候群(DIC)、肝障害	
血液生化学・免疫血清学検査(酵素)	AST ALT →P.32	アスパラギン酸アミノトランスフェラーゼ(AST) 10〜35U/L	肝臓疾患、心筋梗塞、溶血、筋肉疾患		特に小児の採血時の溶血に注意。小児の年齢別基準値→P.142

検査項目		基準値	高値・陽性・異常で考えられるもの	低値で考えられるもの	備考
血液生化学・免疫血清学検査（酵素）	AST ALT →P.32	アラニンアミノトランスフェラーゼ(ALT) 5～30U/L	肝臓疾患		
	γ-GT →P.34	γ-GT 10～50U/L(男性) 10～30U/L(女性)	肝臓疾患(アルコール性肝障害、薬剤性肝障害)、胆汁うっ滞		
	ALP →P.36	アルカリホスファターゼ(ALP) 100～350U/L	胆道疾患、肝臓疾患、骨疾患		小児では成人の4～6倍となる。小児の年齢別基準値→P.142
	LD、LDH →P.37	乳酸脱水素酵素(LD、LDH) 120～220U/L	心筋梗塞、溶血、肺梗塞、筋肉疾患、肝臓疾患、血液腫瘍、がん		小児の年齢別基準値→P.142
	AMY →P.40	アミラーゼ(AMY) 40～130U/L	膵臓疾患、唾液腺疾患	慢性膵炎末期	
	CK、CPK →P.42	クレアチンキナーゼ(CK、CPK) 60～250U/L(男性) 50～170U/L(女性)	心筋梗塞、筋肉疾患		
血液生化学・免疫血清学検査（血清タンパク）	TP Alb タンパク分画 →P.44	総タンパク(TP) 6.5～8.0g/dL [タンパク分画] ●Alb 60～70% ●α_1-glb 2～3% ●α_2-glb 5～10% ●β-glb 7～10% ●γ-glb 10～20%	γグロブリン高値のときは多発性骨髄腫、慢性炎症、膠原病	アルブミン低値のときは低栄養、肝硬変、ネフローゼ症候群	●妊娠時(後期)の基準値：5.7～7.3g/dL ●小児の年齢別基準値→P.138 ●高齢者の基準値：6.1～8.1g/dL
		アルブミン(Alb) 4.0～5.0g/dL			高齢者の基準値：3.5～5.0g/dL
血液生化学・免疫血清学検査（窒素化合物）	Cr BUN →P.46	クレアチニン(Cr) 0.5～1.0mg/dL(男性) 0.4～0.8mg/dL(女性)	腎機能障害		小児の年齢別基準値→P.138
		血中尿素窒素(BUN) 8～20mg/dL	腎機能障害、消化管出血、脱水		妊娠時(後期)の基準値5～12mg/dL
	Ccr →P.48	クレアチニンクリアランス(Ccr) 80～140mL/分		腎機能障害	
	UA →P.50	尿酸(UA) 3.5～7.0mg/dL(男性) 2.5～6.0mg/dL(女性)	痛風、腫瘍崩壊症候群、腎不全		
	NH$_3$ →P.51	アンモニア(NH$_3$) 50μg/dL以下	肝性脳症(肝硬変、重症肝炎)		
血液生化学・免疫血清学検査（糖質）	BS →P.53	血糖(BS) 80～110mg/dL	糖尿病、メタボリック症候群、内分泌疾患	低血糖	
	75gOGTT →P.55	75g経ロブドウ糖負荷試験(75gOGTT) ●負荷前の血糖 110mg/dL未満 ●2時間後の血糖 140mg/dL未満	糖尿病、境界型糖尿病		
	HbA1c →P.57	糖化ヘモグロビン(HbA1c) 6.0%未満	糖尿病		
血液生化学・免疫血清学検査（脂質・胆汁）	Ch →P.59	総コレステロール(Ch) 130～220mg/dL	脂質異常症、メタボリック症候群、甲状腺機能低下症、ネフローゼ症候群	肝硬変、甲状腺機能亢進症	妊娠中(後期)の基準値：180～280mg/dL
		LDLコレステロール(LDL-Ch) 140mg/dL未満	脂質異常症		
		HDLコレステロール(HDL-Ch) 40～100mg/dL		脂質異常症	
	TG →P.61	トリグリセリド(TG) 30～150mg/dL	脂質異常症、メタボリック症候群		妊娠時(後期)の基準値：160～400mg/dL
	Bil →P.62	総ビリルビン(T-Bil) 0.2～1.2mg/dL	黄疸を呈する疾患		
		直接ビリルビン(D-Bil) 0～0.4mg/dL	閉塞性黄疸、ウイルス性肝炎		
		間接ビリルビン(I-Bil) 0～0.8mg/dL	溶血性貧血、新生児黄疸		

検査項目		基準値	高値・陽性・異常で考えられるもの	低値で考えられるもの	備考
血液生化学・免疫血清学検査（電解質）	Na →P.65	ナトリウム（Na）135〜145mEq/L	高張性脱水（150mEq/L以上）、尿崩症	低張性脱水（130mEq未満）、ADH不適合分泌症候群（SIADH）	
	K →P.67	カリウム（K）3.5〜4.5mEq/L	腎不全、横紋筋融解症、溶血、アシドーシス	原発性アルドステロン症、漢方薬、利尿薬、アルカローシス	小児の採血時は溶血に注意
	Ca →P.69	カルシウム（Ca）8.5〜10.0mg/dL	副甲状腺機能亢進症、悪性腫瘍、多発性骨髄腫	副甲状腺機能低下症、慢性腎不全、骨軟化症	
血液生化学・免疫血清学検査（動脈血液ガス分析）	動脈血液ガス分析 →P.73	動脈血酸素分圧（PaO$_2$）80〜100mmHg		Ⅰ型呼吸不全、Ⅱ型呼吸不全	
		動脈血二酸化炭素分圧（PaCO$_2$）35〜45mmHg	Ⅱ型呼吸不全	過換気	
		水素イオン指数（pH）7.35〜7.45	アルカローシス	アシドーシス	
		塩基過剰（BE）−2〜2mEq/L	代謝性アルカローシス	代謝性アシドーシス	
血液生化学・免疫血清学検査（炎症マーカー）	CRP →P.71	CRP（C反応性タンパク）0.1mg/dL以下	感染症、膠原病、悪性腫瘍、組織障害		

病状別基準値一覧

区分		基準値	高値・陽性・異常で考えられるもの	低値で考えられるもの	備考
循環器疾患	心不全の症状 →P.102	胸部X線心胸郭比（CTR）50%未満	心不全		
		心臓超音波検査駆出率（EF）45%以上		心不全	
		脳性ナトリウム利尿ペプチド（BNP）18.4 pg/mL未満	心不全		
	激しい胸痛発作 →P.104	心電図のST部分 平坦	心筋梗塞	狭心症（発作時のみ低下）	
		白血球数（WBC）3,500〜9,000/μL	心筋梗塞		
		心筋マーカー（H-FABP、トロポニンT、CK-MB、AST、LD）	心筋梗塞		
呼吸器疾患	呼吸困難の訴え →P.107	経皮的酸素飽和度（SpO$_2$）98〜100%		Ⅰ型呼吸不全、Ⅱ型呼吸不全	
		動脈血酸素分圧（PaO$_2$）80〜100mmHg		Ⅰ型呼吸不全、Ⅱ型呼吸不全	
		動脈血二酸化炭素分圧（PaCO$_2$）35〜45mmHg	Ⅱ型呼吸不全	過換気	
		水素イオン指数（pH）7.35〜7.45	アルカローシス	アシドーシス	
肝臓疾患	急性・慢性の肝機能障害 →P.109, 112	アスパラギン酸アミノトランスフェラーゼ（AST）10〜35U/L	肝細胞障害		
		アラニンアミノトランスフェラーゼ（ALT）5〜30U/L			
		総ビリルビン（T-Bil）0.2〜1.2mg/dL	肝機能障害（黄疸）		
		PT活性 70〜130%		肝機能障害	
		アンモニア（NH$_3$）50μg/dL以下	肝機能障害（肝性脳症）		
	慢性の肝機能障害 →P.112	アルブミン（Alb）4.0〜5.0g/dL		肝機能障害	高齢者の基準値：3.5〜5.0 g/dL
		血小板数（Plt）15〜35万/μL		肝臓の線維化	

区分		基準値	高値・陽性・異常で考えられるもの	低値で考えられるもの	備考
肝臓疾患	慢性の肝機能障害 →P.112	α-フェトプロテイン(AFP) 20ng/mL以下	肝臓がん		
		PIVKA II 40mAU/mL未満			
腎臓疾患	急性・慢性の腎機能障害 →P.115, 116	クレアチニン(Cr) 0.5〜1.0mg/dL(男性) 0.4〜0.8mg/dL(女性)	腎機能障害		
		カリウム(K) 3.5〜4.5mEq/L	高カリウム血症		
	慢性の腎機能障害 →P.116	タンパク(−)	腎機能障害		
		クレアチニンクリアランス(Ccr) 80〜140mL/分		腎機能障害	70歳代で成人の約70%に低下
		Hb(ヘモグロビン)濃度 13〜17g/dL(男性) 12〜16g/dL(女性)		腎性貧血	
代謝・栄養疾患	糖尿病の長期的な観察 →P.119	HbA1c 6.0%未満	血糖コントロール不良		
		眼底検査 異常所見なし	糖尿病網膜症		
		尿中微量アルブミン(−)	糖尿病腎症の合併		
	栄養状態を評価するとき →P.121, 147	アルブミン(Alb) 4.0〜5.0g/dL		低栄養	高齢者の基準値:3.5〜5.0 g/dL (診断のめやす:3.0g/dL未満)
		トランスフェリン(Tf) 240〜400mg/dL			高齢者における診断のめやす:200mg/dL未満
		トランスサイレチン(プレアルブミン) 22〜40mg/dL			高齢者における診断のめやす:15mg/dL未満
		レチノール結合タンパク 2.8〜7.6mg/dL			
感染症	急性の発熱から感染症が疑われるとき →P.123	CRP(C反応性タンパク) 0.1mg/dL以下	炎症(感染症)		
		白血球数(WBC) 3,500〜9,000/μL	細菌感染症		
脱水	脱水が疑われるとき →P.125	ナトリウム(Na) 135〜145mEq/L	高張性脱水	低張性脱水	
		ヘマトクリット値(Ht) 40〜50%(男性) 35〜45%(女性)	脱水		
		アルブミン(Alb) 4.0〜5.0g/dL	脱水		高齢者の基準値:3.5〜5.0g/dL
		血中尿素窒素(BUN) 8〜20mg/dL	脱水		
		尿比重 1.015〜1.025	脱水		
対象特有の疾患・症状	[母性] 妊娠高血圧症候群 →P.130	血圧 140/90mmHg未満(至適血圧:120/80mmHg未満)	妊娠高血圧		160/110 mmHg以上は重症
		尿タンパク(−) 1日定量300mg未満	妊娠高血圧腎症		
		クレアチニン(Cr) 0.4〜0.8mg/dL	腎機能障害の合併		1.0 mg/dL以上は要注意
		フィブリン/フィブリノゲン分解産物(FDP) 5.0μg/mL未満	DICの合併		DICスコア加点:10μg/mL以上
		フィブリノゲン(Fg) 300〜600mg/dL		DICの合併	●非妊娠時の基準値:200〜400 mg/dL ●DICスコア加点:150 mg/dL以下
	[母性] HELLP症候群 →P.132	血小板数(Plt) 15〜35万/μL		HELLP症候群	診断基準:10万/μL未満
		アスパラギン酸アミノトランスフェラーゼ(AST) 10〜35 U/L	HELLP症候群		診断基準:70 U/Lより高値
		乳酸脱水素酵素(LD) 120〜220 U/L	HELLP症候群		診断基準:600 U/Lより高値

区分		基準値	高値・陽性・異常で考えられるもの	低値で考えられるもの	備考
対象特有の疾患・症状	[母性]HELLP症候群→P.132	間接ビリルビン(I-Bil)0～0.8mg/dL	HELLP症候群		診断基準：1.2 mg/dLより高値
	[母性]妊娠糖尿病→P.133	空腹時血糖(FBS)60～100mg/dL	糖代謝異常(妊娠糖尿病：92mg/dL以上、明らかな糖尿病：126mg/dL以上)		非妊娠時の基準値：80～110 mg/dL
		75g経口ブドウ糖負荷試験(OGTT)2時間値160mg/dL未満	糖代謝異常(妊娠糖尿病：153mg/dL以上、明らかな糖尿病：200mg/dL以上)		非妊娠時の基準値：140mg/dL未満
		HbA1c6.0%未満	糖代謝異常(明らかな糖尿病：6.5%以上)		
	[母性]妊娠中の貧血→P.135	ヘモグロビン(Hb)9.5～13.0g/dL(妊娠後期)		貧血	●非妊娠時の基準値：12～16 g/dL●11g/dL未満は要精査／治療
		平均赤血球容積(MCV)80～100fL	大球性貧血	小球性貧血	
		血清鉄40～180μg/dL		鉄欠乏性貧血	
		フェリチン10～120ng/mL		鉄欠乏性貧血	
		葉酸4.8～12ng/mL		巨赤芽球性貧血(葉酸欠乏性貧血)	
		ビタミンB12260～1,050pg/mL		巨赤芽球性貧血(ビタミンB12欠乏性貧血)	
	[母性]Rh式血液型不適合妊娠→P.136	Rh式血液型頻度：日本人の95%がRh(＋)		母体がRh(－)で胎児がRh(＋)のときに要注意	
		間接クームス試験基準値：陰性	赤血球膜に対する不規則抗体(抗D抗体)の存在で陽性		
	[母性]母子感染症→P.137	HBs抗原陰性	B型肝炎キャリア		HBe抗原が陽性はハイリスク
		HIV抗体陰性	HIV感染症キャリア		
		HTLV-1抗体陰性	HTLV-1感染症キャリア		
	[小児]新生児黄疸→P.139	[小児の生理的変動の範囲]●生後2～3日で黄疸が出現(Bil 4～8mg/dL)●生後5～7日で黄疸がピーク(Bil 12mg/dL前後)●生後2週間で黄疸が消失(Bil 2mg/dL以下)	病的黄疸(重症：15 mg/dL以上)		●早産児は12mg/dL以上を重症として対応●黄疸が出生24時間以内に早発した、または2週間以上に遷延した場合も病的
	[高齢者]高齢者の貧血→P.145	ヘモグロビン(Hb)男性11.0～16.0g/dL女性10.0～15.0g/dL		貧血	●11 g/dL未満は要精査／治療●成人の基準値：男性13～17 g/dL、女性12～16 g/dL
		平均赤血球容積(MCV)80～100fL	大球性貧血	小球性貧血	
		血清鉄男性80～200μg/dL女性70～180μg/dL		鉄欠乏性貧血、慢性疾患に伴う二次性貧血	
		フェリチン10～120ng/mL	慢性疾患に伴う二次性貧血	鉄欠乏性貧血	
		総タンパク(TP)6.1～8.1g/dL(γグロブリンは10～20%)	多発性骨髄腫(タンパク分画でγグロブリンが増加)		
	[高齢者]浮腫→P.149	アルブミン(Alb)3.5～5.0g/dL		低栄養、肝硬変、ネフローゼ症候群	
		クレアチニン(Cr)男性0.5～1.0mg/dL女性0.4～0.8mg/dL	腎不全		長期臥床の場合に減少傾向

＊基準値等は測定法によって異なり、各施設でそれぞれ設定されているものも多くあります。
　本書を活用する際には、あくまでも参考となる値としてご利用ください。